老眼・近視・緑内障・白内障

10秒の「眼筋さすり」で目はよくなる!

[著]
内田輝和
[監修]
山口康三

PHP

はじめに

20年ほど前のことです。客室乗務員を目指す女性が、私の鍼灸院《しんきゅういん》を訪れました。「試験に合格するには視力検査をパスしなければならない。視力を上げてほしい」と言うのです。鍼灸院にやってくる人の多くは、腰痛や肩こりなどをどうにかしたいという人なので、私は少々面食らいましたが、東洋医学の基本に立ち返って考えると、ツボを刺激し、気《き》・血《けつ》・水《すい》の流れをよくすることができれば、彼女の目の持つ可能性を発揮できるのではないかと考えたのです。

結果は正解でした。その成果が口コミで広がり、今、当院には目のトラブルを抱えた人がたくさん訪れます。本書で紹介する「眼筋さすり」は、私がたくさんの患者さんを診《み》てきた、その経験から考案した、自分でできる目の活性法です。

現代の私たちの暮らしは、目にとても過酷です。結果として、目にトラブルを抱える人は、老若男女問わず増え続けていることを、日々痛感しています。しかし、だからといって、目のことだけを考えるのはよくありません。

目は、私たちの体の中でももっとも精密かつデリケートな器官です。あなたの体の不調や、長年にわたって積み重ねられてきた悪い生活習慣の結果が目に出てきてしまっている――そう考えるのが自然です。

東洋医学では、ひとつのトラブルを起点に体全体を見て、そのバランスを取ることを考えて治療をします。即効性がない、治療しても成果がわかりにくい、そんな声も聞かれますが、決してそうではありません。東洋医学は、長い歴史の中で蓄積された知識と経験を基礎とした、自然の摂理に適った知恵の結晶なのです。

本書では、目のトラブルの予防・改善法とともに、東洋医学の考え方、暮らしへの取り入れ方なども紹介します。本書でお伝えする内容が、みなさんの目のトラブルを解消し、ひいては生き生きとした人生を実現する一助となれば幸いです。

内田輝和

監修にあたって

眼科医である私は、長年にわたって多くの人の目の治療に当たってきましたが、緑内障や黄斑変性症《おうはんへんせいしょう》などの近年の増加には、本当に驚かされています。

また、医学は日々進歩しているとはいうものの、これらの病気は西洋医学を中心とする現代医学では根治が望めないのも現状です。結果として、多くの人が対症療法的な治療で、病気とともに不便を抱えながら、日々を過ごすことになっています。

私は、30年以上前から、これらの病気の背景には生活習慣があるのではないか、と考えてきました。つまり、目のトラブルも、動脈硬化や糖尿病、高血圧、脂質異常症などと同じ「生活習慣病」なのではないかと考えてきたのです。

目は、言うまでもなく体の一部です。体がすこぶる快調なのに、目だけが突出して状態が悪い、などということはありません。目をよくしたいと思ったなら、体全体をよくするよりほかに道はないのです。それは遠回りなのでしょうか？　いえ、それがいちばんの近道なのです。

体全体をよくするということは、端的に言って「血流をよくすること」。つまり、血のめぐりをスムーズにすることです。

この点に気をつけて、毎日を過ごしてみましょう。そうすれば、知らず知らずのうちに目のトラブルは解消して視界良好、みなさんの健康増進の見通しも、きっと晴れやかになることでしょう。

山口康三

老眼・近視・緑内障・白内障 10秒の「眼筋さすり」で目はよくなる！ 目次

PART1 あなたの目は大丈夫？

PART2 目と脳・体はつながっている

PART 3 今日から実践！「眼筋さすり」

PART 4 今日から実践！目によい「食習慣」

PART 5 今日から実践！目によい「体と心の習慣」

装幀◎小口翔平＋後藤 司（tobufune）
本文イラスト◎杉山美奈子
撮影◎宮下亜弥（七彩工房）
ヘアメイク◎福井乃理子（シードスタッフ）
スタイリング◎梅本亜里（シードスタッフ）
モデル◎赤坂由梨（スペースクラフト）
衣装協力◎ easyoga　http://www.easyoga.jp/
本文組版◎朝田春未
編集協力◎清塚あきこ

PART 1

あなたの目は大丈夫?

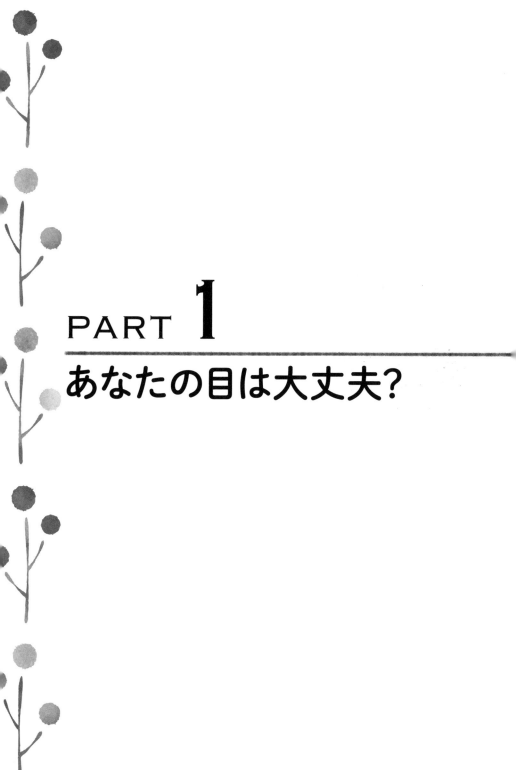

20代で老眼?! 私たちは目を酷使しすぎている!

あらゆる年代で目のトラブルが多発しています

かつて、日本は「近視大国」と言われていました。近視を矯正するためにメガネを使っている人が多かったものです。しかし昨今は、矯正しても視力が回復しない人が、大人だけではなく子どもにも多くなっています。ポータブルゲームやスマートフォン（スマホ）、パソコン、テレビのディスプレーの凝視などで、かつてないほどに目を酷使しているからです。目が疲れ切って、もう視力が回復しなくなっているのです。

老眼も同様です。老眼は通常、50代くらいから始まります。しかし近年では、20代の若者にも老眼の症状が見られます。老眼は加齢により、目のピント調節をする筋肉やレンズ（水晶体）が硬くなることで近くが見づらくなるのですが、スマホなどをじっと見ていると、このピント調節機能が低下してしまうのです。このような症状を「スマホ老眼」と呼びますが、スマホ老眼が今、まさに目に見えて急増しています。

◆目のトラブルの原因は生活習慣にあります

目のトラブルは、ほかにもあります。白内障や緑内障、黄斑変性症《おうはんへんせいしょう》など、加齢とともに生じるこうした目のトラブルを抱えている人が、どんどん多くなっています。

白内障は、レンズの役割を担っている水晶体が濁ることで発症します。黄斑変性症は、網膜《もうまく》にある黄斑に老廃物が蓄積することで見えにくくなります。両者の原因は加齢だと言われますが、それだけではないと私は考えています。なぜなら、ある年齢に達したら、誰にも等しくそれらの症状が現れるわけではないからです。

では、本当の原因は何でしょう？　私は生活習慣にあると考えています。目を酷使する行動、目に負担をかける生活を何十年も続けた結果、目にトラブルが生じるのです。実際、目にトラブルを抱える人でも、目の疲れを取り、生活習慣を改善すると、目の状態がよくなることが多いのです。

ポイントは「血流」です。本書では、目の周辺、ひいては全身の血流を改善することで、目によい効果が期待できる方法を紹介します。難しいものは何もありませんから、ひと通り読んで、さっそく実践してみてください。

目は体の中でもっとも進化した器官

◆目は脳そのもの?!

目は、人体の中でもっとも高度に分化した器官で、その構造は精密機械のように複雑で高性能である一方、体の不調の影響を受けやすい器官でもあります。

おもしろいのは、目は脳とつながっていることです。発生学的に見ると、目は脳の一部が伸びて、鼻の両側に形成されたものなのです。

眼球は3層の膜でできていますが、網膜と呼ばれる「内層」は、脳そのものの続きです。ここに光と色を感じ取る細胞などが大量に並んでいます。

「中層」は脳を覆う脳軟膜《のうなんまく》の続きで、レンズ、すなわち水晶体の厚みを変える筋肉・毛様体や瞳孔の大きさを変える虹彩《こうさい》は、ここにあります。

「外層」は脳の表面を覆う脳硬膜《のうこうまく》の続きで、前方は「角膜《かくまく》」と呼ばれます。

いかがですか? 「目は脳そのもの」と言っても、決して過言ではないのです。

目とカメラの仕組み

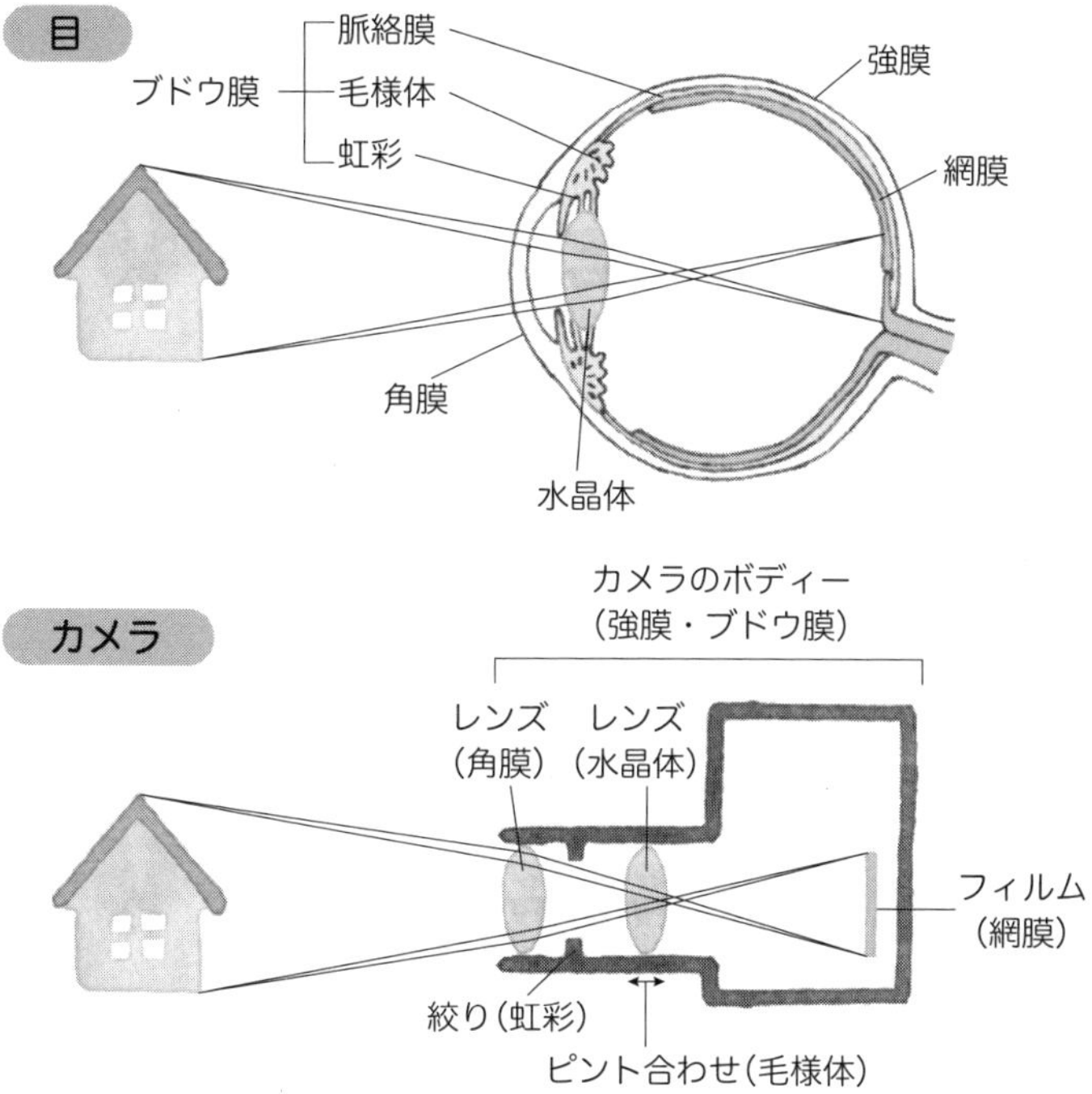

◆ものが見える仕組み

眼球は通常、直径2・3～2・4センチの球形です。光は角膜を通過し、一般に黒目と呼ばれる瞳孔から眼球の中に入ります。瞳孔の周囲には、カメラの「絞り」にあたる虹彩があり、通過する光の量を調節します。

目のいちばん奥にあるのが網膜です。光や色を感知する視細胞があり、到達した光を電気的な信号に変え、脳に伝えます。脳で情報処理がなされ、私たちは「見える」と認識します。

目のトラブル①　老眼

◆毛様体筋の筋力低下が原因です

カメラのレンズに相当するのが水晶体ですが、ガラスのレンズとは違って、水晶体は厚みを変えることができます。その厚みを変えるのが毛様体筋《もうようたいきん》という筋肉で、この筋肉が伸び縮みすることで、遠くを見るときは水晶体を薄く、近くを見るときは水晶体を厚くして、ピント（焦点）を合わせます。

老眼とは、加齢によって、特に近いところにピントが合いづらくなる症状のことです。原因は水晶体自体が硬くなることと、毛様体筋の筋力の低下です。

先にも述べましたが、通常、老眼の症状は50代から始まる場合が多いのですが、近年では20〜30代から老眼の症状を訴える人もいます。毛様体筋も筋肉ですから、ほかの筋肉と同様、使わなければ衰えます。スマホの長時間凝視などで、毛様体筋を活発に使わない状態が続くと、老眼症状が若いうちから生じても不思議ではありません。

毛様体筋トレーニングをやってみましょう

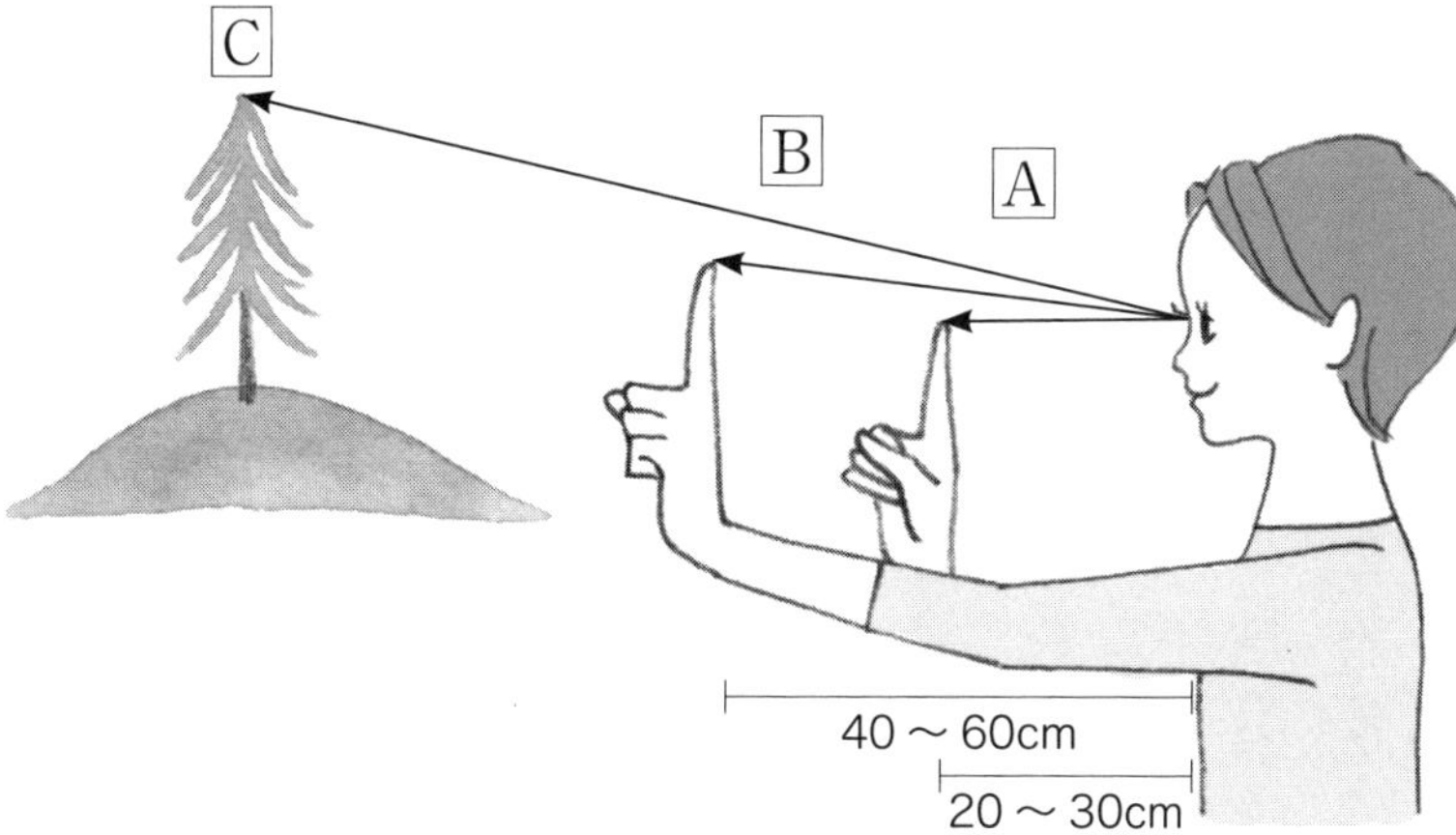

◆目の筋トレと生活習慣の改善がカギです

毛様体筋も筋肉ですから、鍛えることができます。

筋力の回復、あるいは向上の方法として、「3点凝視」があります。これは、片手の人さし指を鼻先から20〜30センチのところ（A）に置き、もう片方の手の人さし指を鼻先から40〜60センチのところ（B）に置きます。そして、A→B→遠くに見えるもの（C）、というように3点を繰り返して見るようにするのです。

また、運動不足や睡眠不足、喫煙習慣がある、飲酒量が多い人のほうが、そうでない人に比べて老眼を発症しやすい傾向が見られますから、生活習慣の改善も大切です。

目のトラブル②　近視

◆毛様体筋が常に緊張している状態です

近視とは、近くがよく見えることではありません。正常な場合、目のいちばん奥にある網膜上できちんとピントが合うように水晶体の厚みを調節するのですが、近視は、網膜より手前でピントが合ってしまう状態です。

前節で、遠くを見るときには水晶体が薄くなると説明しました。水晶体を薄くするには、毛様体筋を緩めなければいけないのですが、スマホのディスプレーを凝視するなど、近くばかりを見る生活をしていると毛様体筋が常に緊張状態となってしまい、適切に調節することができなくなってしまうのです。

近視は、「仮性近視」と呼ばれる状態を経て、「真正近視」に至ります。仮性近視のときであれば視力回復も不可能ではありませんが、真正近視になってしまうと完治は難しくなります。

近視・老眼・乱視の仕組み

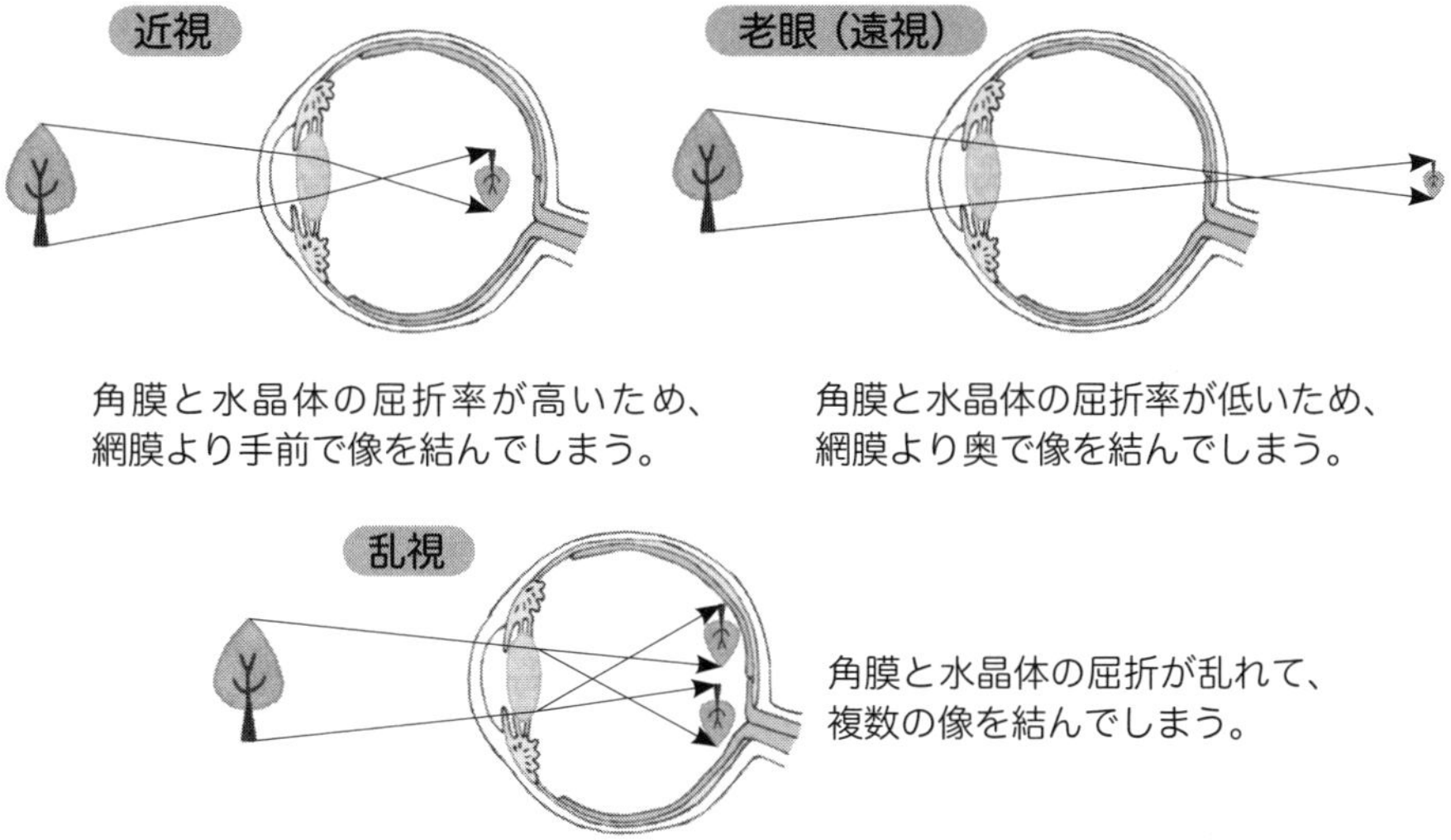

角膜と水晶体の屈折率が高いため、
網膜より手前で像を結んでしまう。

角膜と水晶体の屈折率が低いため、
網膜より奥で像を結んでしまう。

角膜と水晶体の屈折が乱れて、
複数の像を結んでしまう。

◆近視ではないほうが珍しい現状です

現代の私たちの暮らしにおいては、よほど意識をしないと、遠くを見る機会がほとんどありません。「近視の人が多い」ではなく、「近視ではない人を探すほうが難しい」という状況です。

若年層の近視も深刻です。文部科学省の調査によれば、小学生で約９％、中学生で約26％、高校生では約39％の子どもの視力が０・３以下になっています（学校保健統計調査 平成30年度）。子どもは特に仮性近視の状態から回復できる可能性が高いので、目が疲れたら遠くを見るといった習慣を、日頃から身につけておきたいものです。

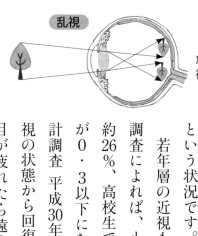

目のトラブル③

緑内障

◆日本人の途中失明の原因・第1位です

２０００年に日本緑内障学会が岐阜県多治見市で行なった疫学調査の結果によれば、40歳以上の人のうち、20人にひとりが緑内障だったと報告されています。しかも、ほとんどの人に自覚症状がなく、この調査によって新たに緑内障と診断された人が約９割にのぼったということです。

目の中には、血液の代わりに「房水《ぼうすい》」という液体が流れています。房水は目の組織に酸素や栄養素を与え、また、老廃物を運び出す役割を担っています。目の形状は房水の圧力によって保持されており、この圧力を「眼圧」と言います。

房水の代謝が悪くなって眼圧が上昇すると、視神経が圧迫されます。この状態が長く続くと視神経が傷つき、目からの情報を正しく脳に伝えることができなくなります。これが緑内障です。視野狭窄《きょうさく》を生じ、さらに進行すると失明に至ることもあります。

視神経が傷害されることで起こる緑内障

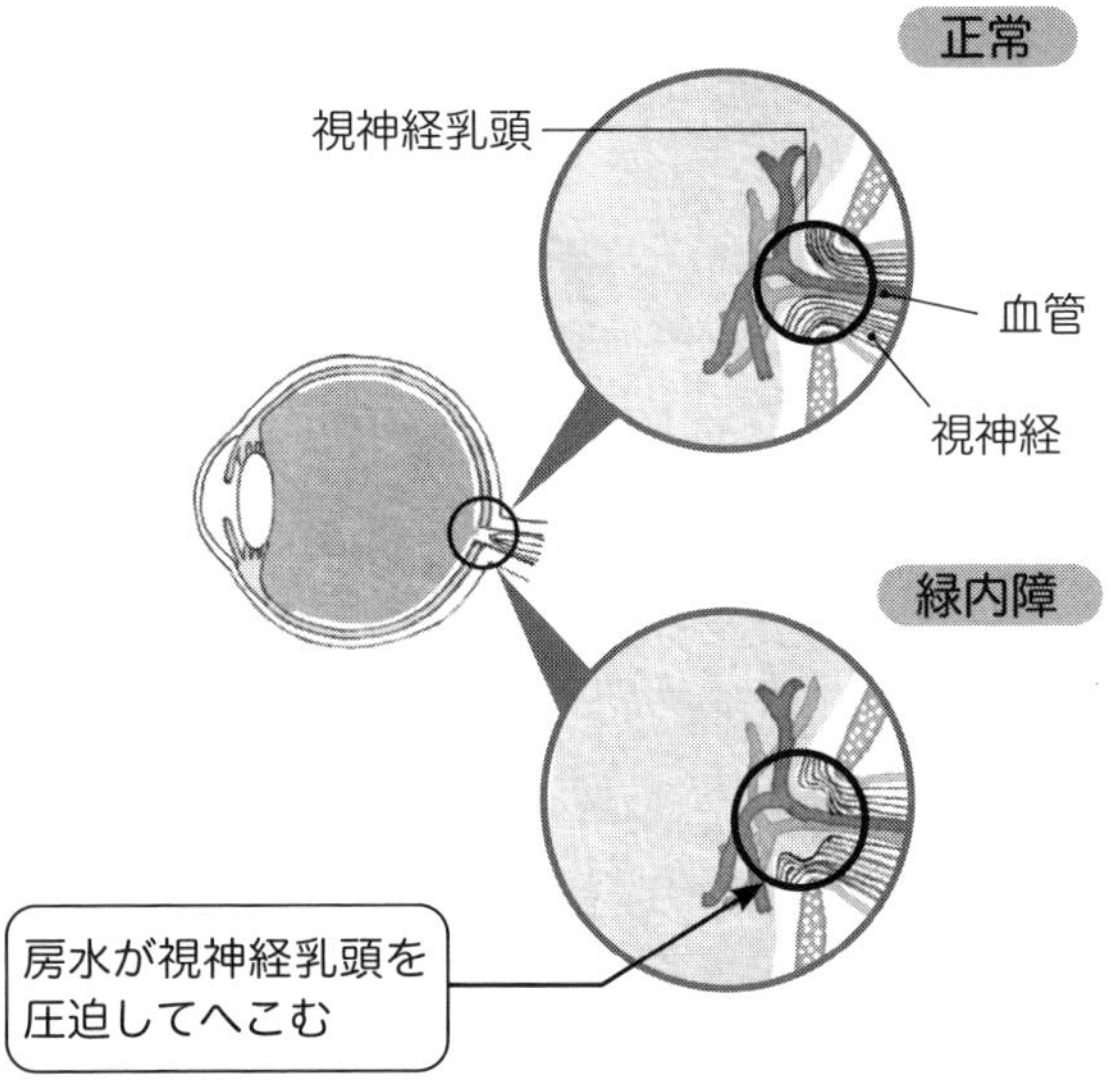

◆正常眼圧緑内障もあります

緑内障に対しては、主に眼圧を管理する治療が行なわれますが、実は日本人の緑内障患者のうち、約7割が「正常眼圧緑内障」であることもわかっています。つまり、眼圧が高くなくても緑内障を患うことがあるということで、注意が必要です。

緑内障の患者さんの多くは、肩こりに悩まされています。また、慢性的な便秘の人も多く見られます。つまり、緑内障には血流や食事が関連していると考えられることから、やはり生活習慣の見直しが不可欠と考えられます。

目のトラブル④　白内障

◆70代以降の大半に症状が見られます

白内障は、水晶体が白く濁る症状です。60代を過ぎる頃から少しずつ濁りはじめ、70代以降になると大半の人に白内障の症状が見られます。

このような加齢白内障には、濁る場所によって3つの種類があります。

①皮質白内障▼水晶体の外側から濁る。患者数がもっとも多く、光の乱反射によって、眩《まぶ》しく感じられるようになる。

②核　白　内　障▼水晶体の中央、核から濁りはじめる。水晶体が厚くなるため近視になり、その後、近視がどんどん強くなって見づらくなる。

③後嚢下《こうのうか》白内障▼水晶体のうしろ、後嚢下のみが濁る。視力低下が著しい。糖尿病の人やステロイド剤を服用している人に多く見られる。

水晶体が濁って見えにくくなる白内障

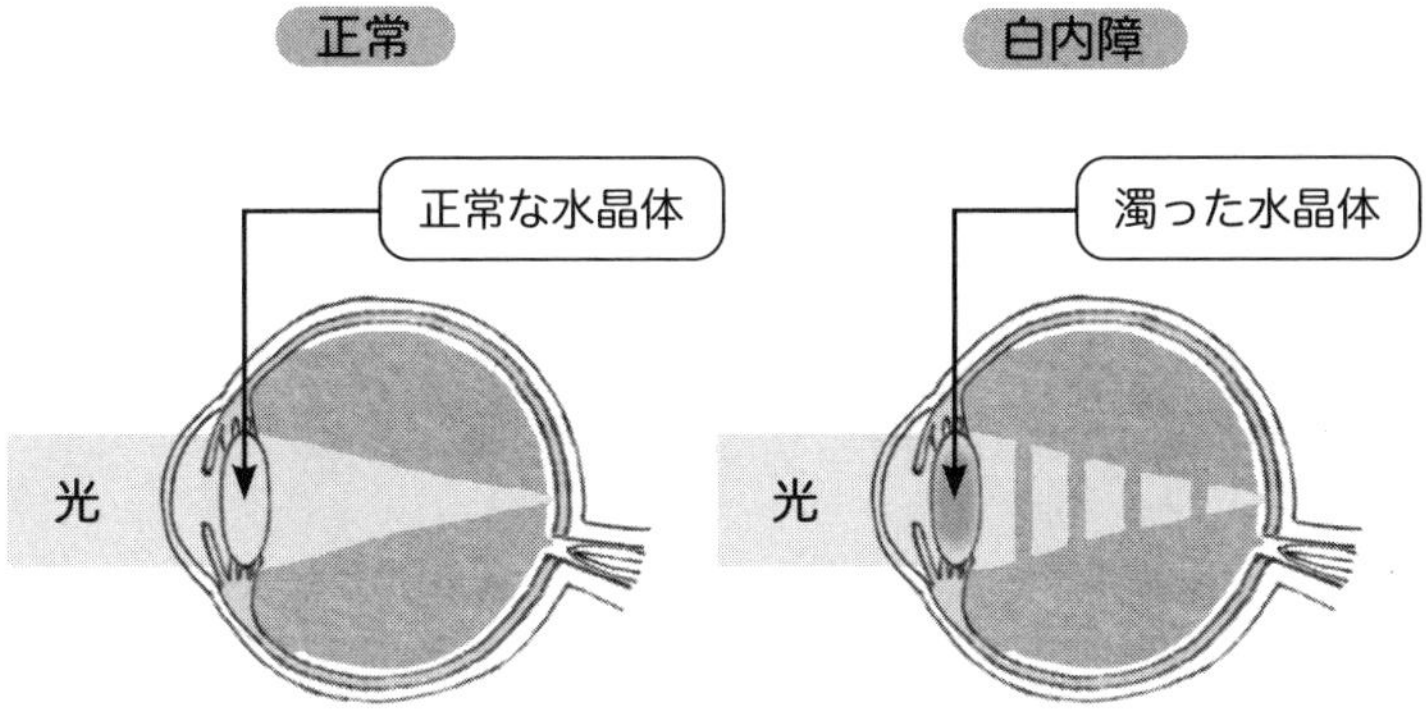

◆活性酸素を取り除きましょう

濁りの原因をつくり出すのは、活性酸素です。活性酸素は過労やストレス、喫煙などで体内に大量に生じます。水晶体を構成するタンパク質が、この活性酸素に触れると酸化してしまい、濁ってしまうのです。

白内障の予防には、体内の活性酸素を取り除くことが大切です。いわゆる抗酸化物質、リコピンやルテインの摂取が効果的だと考えられます。

また、過労やストレスも原因のひとつですから、心身のリフレッシュにも積極的に取り組みたいものです。

目のトラブル⑤　黄斑変性症

◆視力を支える黄斑部が侵される

網膜の中心にあるのが「黄斑部」です。黄斑のさらに中心にあるのが「黄斑中心《ちゅうしん》窩《か》」で、ここに、色や形を識別する視細胞が集中しています。この中心窩の細胞が萎縮・変性するのが「萎《い》縮型《しゅくがた》黄斑変性症」です。黄斑変性症の7～8割を占めるもので、比較的症状は軽く、ゆっくりと視力が低下します。

残る2～3割が「滲出型《しんしゅつがた》黄斑変性症」で、こちらは黄斑部の裏側にできる新生血管が原因です。新生血管は脆《もろ》くて破れやすく、出血すると血の塊ができて黄斑部がむくんでしまいます。さらには出血を補うために新しい新生血管がつくられ、またそこから出血し……という悪循環を繰り返します。

その結果、ものがゆがんで見えたり、視野の中央が暗く見えたり、最終的には視野の中心部がまったく見えなくなったり、失明したりします。

黄斑部の障害で視力が低下する黄斑変性症

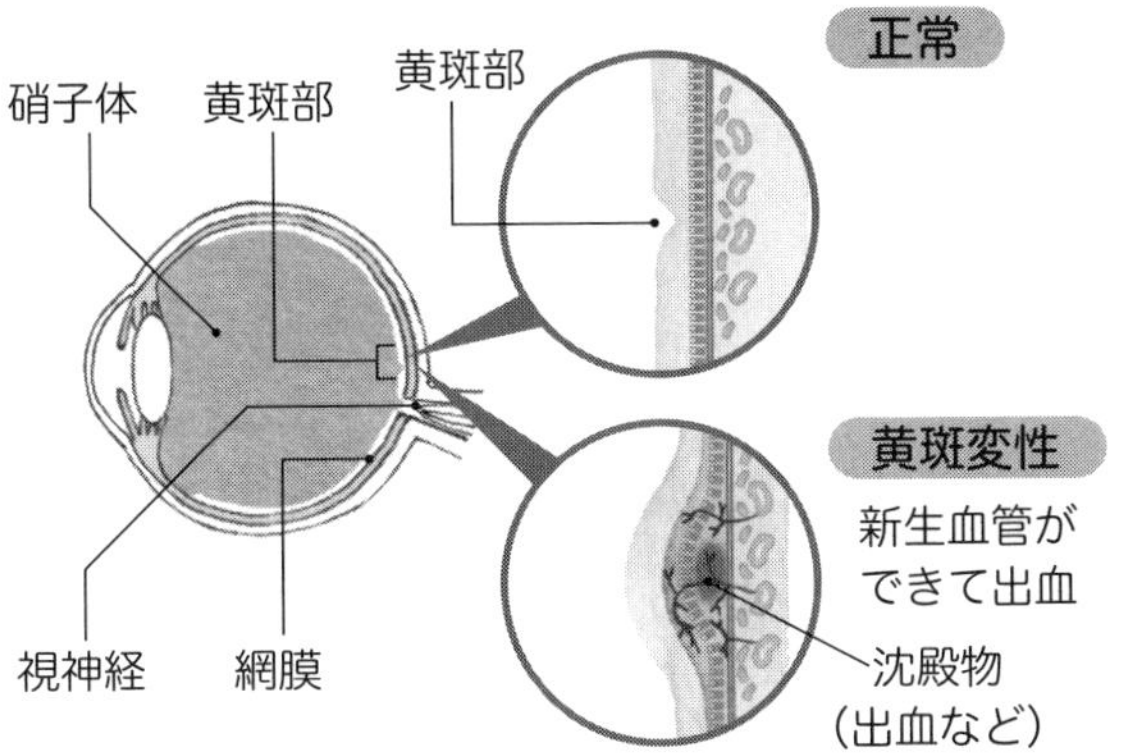

◆患者数が急増しています

黄斑変性症は通常、片側の目から発症しますが、およそ４人にひとりが、４年以内にもう片方の目にも発症するというデータがあります。

ひと昔前は、日本人の罹患率《りかんりつ》は稀《まれ》だったのですが、近年急増しています。原因としては、テレビやパソコン、スマホなどから発するブルーライトの影響や、脂質の多い欧米型の食事の習慣化などが考えられています。

現状では確実な治療法はなく、進行を遅らせる方策が施されます。

黄斑変性症は早期発見、早期治療が大切です。アムスラーチャート（１２５ページ参照）で簡単にチェックできますので、定期的に確認しましょう。

目のトラブル⑥　ドライアイ

◆脂質の多い食事が油の通り道を塞いでしまいます

目の表面は、いつも涙で覆われており、目に酸素や栄養素を供給したり、汚れや細菌などの異物を洗い流したりしています。ドライアイとは、この涙による膜が不足している状態です。不快感があったり、異物の侵入によって目が痛くなったりします。涙の成分は3層構造になっていて、角膜側からムチン層、涙液層《るいえきそう》（水層）、油層に分けられます。ドライアイは、主に油層の不足状態です。油層はまぶたにあるマイボーム腺の皮脂腺から分泌されますが、食事などで油脂を摂りすぎると、脂肪の分泌が過多となって皮脂腺が詰まってしまい、ドライアイになると考えられています。

スマホなどのディスプレー凝視によるまばたきの減少も原因のひとつです。また、涙は副交感神経が優位にあるとき、つまりリラックスしているときにさかんに分泌されますから、ストレスを感じると涙の分泌量が減ることも覚えておきましょう。

◆ドライアイは自分で予防できます

ドライアイは、比較的簡単に予防できます。気になる人は、次に挙げる項目を実践してみてください。なお、過度なアイメイクもドライアイの原因になりますので、注意しましょう。

- ☑甘いものや脂っこいものを控える。
- ☑適度な運動を心がける。
- ☑部屋を乾燥させない。
- ☑テレビやパソコン、スマホを見るときに意識的にまばたきをする。
- ☑蒸しタオルでまぶたを温めて、皮脂腺の詰まりを解消する。
- ☑充分な睡眠時間を確保する。
- ☑ストレス解消、リフレッシュを心がける。

目のトラブル⑦　眼精疲労

◆全身に症状が広がります

目がかすむ。目がショボショボする。目の奥が痛い。充血している。まぶたがピクピクするなど、眼精疲労にはさまざまな症状があります。ひどくなると、肩こりや頭痛、吐き気、倦怠感《けんたいかん》など、体全体にまで影響が及び、生活に支障をきたします。

眼精疲労とはその名の通り、目が疲れ切っている状態なので、まずは睡眠を充分にとって、目をしっかり休めることが大切です。また、「目が疲れたな」と感じたら、すぐに目を休めることもポイントです。

眼精疲労は、毛様体筋に負荷がかかり続けているので、しばらく目を閉じたり、遠くの景色を眺めたりして、毛様体筋の緊張を解くようにしましょう。冒頭でも説明しましたが、目と脳は密接につながっていますから、脳を休めることも必要です。その意味でも、いちばん簡単でもっとも効果的な方法は、睡眠をしっかりとることです。

メガネやコンタクトは合っていますか？

眼精疲労は、さまざまな要因が絡み合って起こります。精神的ストレスや体の疲れが要因となることもあるでしょう。

そんな中で、メガネやコンタクトレンズがちゃんと合っているか、また、部屋の明かりが暗すぎず、充分かどうかといった環境的な要因が、眼精疲労の意外な原因になっていることがありますので、これを機に確認してみましょう。

メガネやコンタクトレンズを長年使い続けていると、度数がだんだん合わなくなってくることが多いものです。特にコンタクトレンズは、ちょっとした傷や汚れがつくだけで見づらくなり、目にも大きな負担をかけることになりますので、できれば定期的に眼科でチェックしてもらうようにしましょう。

涙の3層構造が壊れるドライアイ
（24ページ）

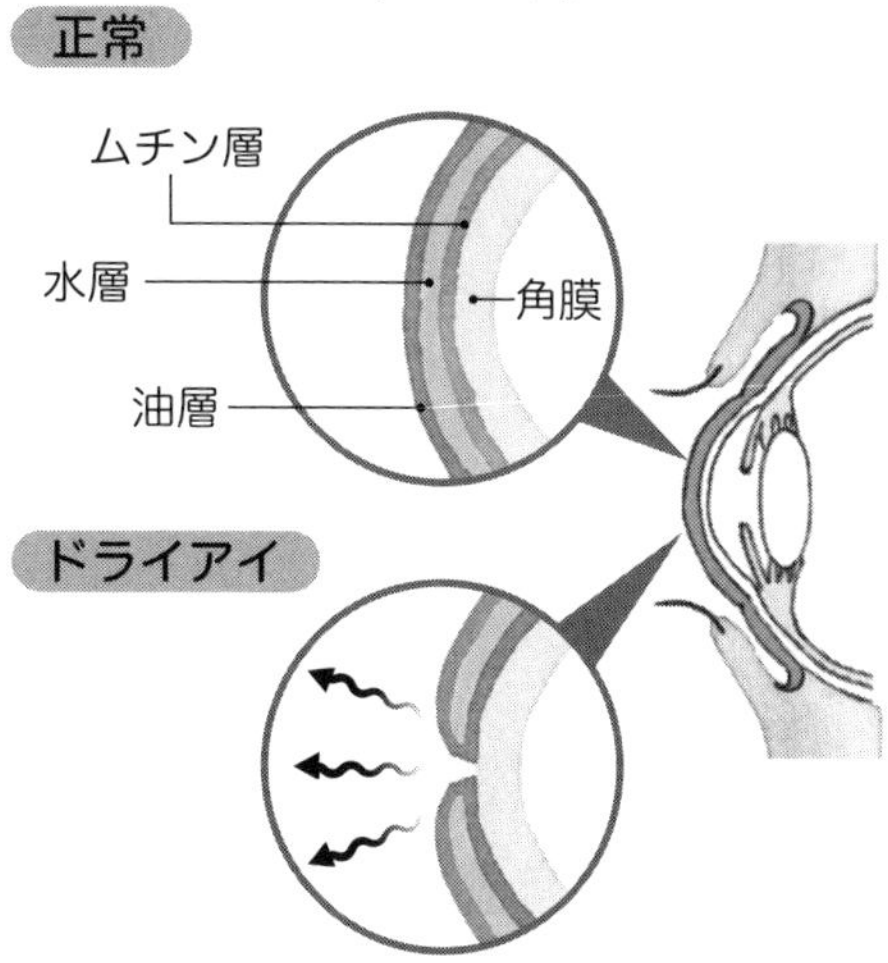

目のトラブル⑧　飛蚊症

〝蚊の正体〟は網膜に映る線維の影です

水晶体の後方から網膜までの間には「硝子体《しょうしたい》」があります。硝子体には、卵の白身のような透明で粘度の高い成分が詰まっています。この硝子体の中に細かな線維が集まって濁り、その影が網膜に映り込むことで起こります。飛蚊症《ひぶんしょう》は、実際にはいない蚊がフラフラと目の前を飛ぶように見えるのですが、蚊のように見えるのは目の中の濁りなので、目を動かすと、蚊も一緒に動きます。

飛蚊症には、加齢によるものと生まれつきのものがあります。胎児のときに硝子体にあった血管の一部などが、生後も硝子体内に残ることがあり、これらが影になるのです。こうした先天性のものは、生活に支障がなければ放置しておいて問題ありませんが、加齢によるものは硝子体の組成の変化が原因であり、注意が必要です。硝子体の中に、液体が溜まった小部屋のようなものが出現します。

◆自覚症状があればすぐに受診しましょう

こうした現象を「離水《りすい》」と言い、離水による小部屋は年齢とともに大きくなります。やがて小部屋の壁が破れて中身が流出し、本来の硝子体と網膜の間に割り込み、網膜と硝子体の癒着が剥がれてしまいます。この状態を「後部硝子体剥離《こうぶしょうしたいはくり》」といい、突然の飛蚊症の発症につながります。

加齢による飛蚊症も、基本的には治療の必要はありませんが、稀に眼底出血や網膜剥離の前兆である場合がありますので、自覚症状があれば、念のためすみやかに眼科で受診しましょう。

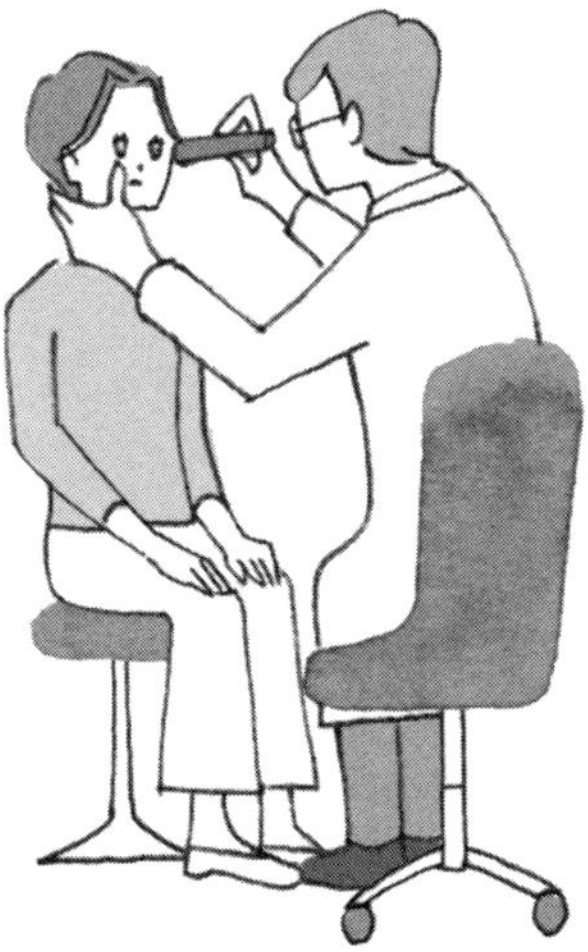

目のトラブル⑨

糖尿病網膜症

◆予防がとにかく大切な糖尿病の合併症です

糖尿病網膜症は、糖尿病の合併症のひとつです。

糖尿病になると、最初は網膜などの細い血管から障害が出はじめます。網膜の細い血管が少しずつ傷つき、変形したり詰まったりすると、網膜に酸素が届かなくなります。網膜が酸欠状態になると、体は新生血管をつくってなんとか補おうとするのですが、黄斑変性症の節で述べた通り、新生血管はとても脆く、すぐに出血してしまいます。出血すると、ほかの部位の出血と同様、網膜上にかさぶたができ、それが原因で網膜が剥がれて浮き上がってしまうのです（網膜剥離）。糖尿病網膜症は、進行の度合いによって3つに分類されます（次ページ参照）。

糖尿病網膜症は、初期段階では内科的な血糖管理にとどまります。具体的には、食事療法や薬物療法などですが、それでもいったん糖尿病網膜症になってしまうと、血糖管理だけで進行を止めるのは難しくなります。

さらに出血が多くなってくると眼科医による処置となり、硝子体手術で濁りを取り除くこともできますが、多くの場合は再出血を繰り返すので、何度も手術をすることになります。糖尿病は、全身の健康に影響をもたらす病気です。大切なのは適切な血糖管理のための生活習慣の改善です。

①単純網膜症▼血糖値が高い状態が続くと、網膜の毛細血管が脆くなったり、破れてしまったりする。この段階で網膜上に出血や白斑ができるが、自覚症状はほとんどない。

②前増殖網膜症▼さらに血糖値の高い状態が続くために、毛細血管が詰まる。網膜は酸欠状態となり、出血や白斑が増加するが、自覚症状は乏しい。

③増殖網膜症▼網膜に新生血管が生じる。多量の出血が生じると視力が低下し、飛蚊症の症状も出る。さらに、新生血管が硝子体にまで伸び、そこで大量出血を繰り返すと濁って光が入らなくなる。

目のトラブル⑩ 眼底出血

◆黒い斑点が見えたらすぐに受診

眼底出血とは、網膜に出血が起こることを言います。網膜の末端の毛細血管はとても繊細なので、動脈硬化や高血圧などで狭くなると、すぐに詰まったり、破れたりしてしまうのです。

主な原因は、糖尿病や高血圧です。ひどい充血をきたして目が真っ赤になったときに「眼底出血だ」と言う人がいますが、おそらくそれは結膜下出血です。眼底はもっと中にありますので、眼底を自分で確認することはできません。

軽度の眼底出血であれば自覚症状がない場合がほとんどですが、黄斑部にかかったり、広範囲だったりすると薄黒い斑点が見えます。こうした症状を自覚したら、できるだけすみやかに眼科で受診しましょう。

目のトラブル⑪ 網膜剥離

◆突然の飛蚊症に要注意

網膜は、光や形を感知する「神経網膜」と、その土台となる「網膜色素上皮《もうまくしきそじょうひ》」の2層でできています。この層が剥がれてしまった状態が、「網膜剥離」です。

網膜色素上皮は、神経網膜へ栄養素を送る役割を担っているので、ここが剥がれてしまうと栄養素が行き届かなくなり、ものが見えづらくなります。

特に近視の人は網膜剥離を起こしやすいと言われます。また、加齢によって硝子体の素性が変化し、網膜に穴が開くことで網膜剥離を起こす場合もあります。

特に飛蚊症の症状が突然起こった場合は、網膜剥離が強く疑われます。黄斑部まで剥離すると失明に至ってしまうこともあるので、疑わしいときは躊躇《ちゅうちょ》せず、すみやかに眼科で受診してください。

コラム

目のトラブルは早期発見、早期治療を

目のトラブルは、緑内障のように自覚症状に乏しい、あるいはあっても眼精疲労など、自分で病気と認識するのが難しい場合が多いので、症状がなくても、定期的に眼科で検診を受けましょう。

すぐに眼科を訪れるべき症状は次の3つです。

①ものが急に見づらくなる(視力が急激に落ちる)。
②ものがかすむ・ゆがむ・視野が欠ける。
③大けがをしたとき(目に症状がなくても眼科で受診)。

毎日できるだけ同じ時間帯に、カレンダーなどを片目ずつ見て、いつもと見え方が違うときには、すみやかに眼科で受診してください。

本書の巻末には、目・全身の症状と疑われる病気をまとめた表(124ページ)と黄斑変性の有無を確認するアムスラーチャート(125ページ)を掲載していますので、ぜひ活用してください。

PART 2

目と脳・体はつながっている

血流を改善すれば目のトラブルは解決する

◆西洋医学の視点と東洋医学の視点

目のトラブルを抱いて眼科を訪れる患者に対し、眼科医は目を治療します。「そんなこと、当たり前では？」と思われるかもしれませんが、実はこれは西洋医学の視点です。トラブルが生じている箇所や部位を診《み》て、快癒させるために治療を行ないます。

一方、東洋医学では、「経絡《けいらく》」と呼ばれる「気」（生命エネルギー）の通り道を重視します。私は鍼灸師《しんきゅうし》で、私の鍼灸院には肩こりや腰痛、坐骨《ざこつ》神経痛などを訴える患者さんが数多く訪れますが、あるとき、「目をよくしたい」という人の悩みを改善したことから、目のトラブルを抱える人たちも、徐々に当院を訪れるようになりました。

特に目は、経絡との関係がとても密接であることから、体の不調は目のトラブルにつながりやすいと、私は考えています。このように、目のトラブルに対して、体全体のバランスや生活習慣などの観点から診るのが、東洋医学の視点です。

◆手術は最終手段ではありません

たとえば、白内障になったとしましょう。その治療のひとつとして、手術があります。白内障の場合、白く濁った水晶体を取り除いて人工レンズを挿入しますが、これで事は足りるのでしょうか？　人工レンズに換装すると紫外線を吸収する力が低下し、網膜が急激に老化すると言われています。また、網膜が老化すると黄斑変性症を生じやすく、人工レンズでない人に比べて発症する確率が20％も増加するという報告もあります。レンズ技術の進歩が目覚ましいとはいえ、生来の水晶体には敵《かな》いません。

つまり、手術はすべてを解決する手段ではなく、あくまでも一時的な対応策にすぎないということです。

根本的な解決方法、それは生活習慣の改善だと、私は考えています。高血圧や動脈硬化が原因の眼底出血など、緊急対応が必要な場合以外はできるだけ手術をせず、食事療法を中心とした生活改善で、目のトラブルの進行を抑えていくことが大切です。

生活習慣の改善とは、すなわち「適切な血流の回復」です。血流の滞りが改善されれば、体はもちろん、目のトラブルも改善されます。

東洋医学の考え方①　陰陽

◆神羅万象、すべて陰と陽に分けられます

東洋医学の根幹にある考え方のひとつが、「陰陽思想《いんようしそう》」です。これは古代中国で生まれた哲学的な概念で、自然界の根源である「太極《たいきょく》」から陰陽2つの気が生じており、それらは常に変化しながら、また太極に統合されるというものです。

陰陽思想では、自然界のすべてが陰と陽に分けられます。たとえば、日は陽で、月は陰です。日の出とともに陽の気が多くなり、正午で陽が極まります。午後に入ると陰の気が増し、真夜中に陰が極まります。食べ物も同様で、夏季に獲れる野菜や果実類は陰のものが多く、冬の野菜や果実類には陽のものが多いと考えられています。

陰陽思想は、人体においても同じことが言えます。前節で経絡について述べましたが、経絡にも陰陽があり、東洋医学では、経絡の陰陽のバランスが崩れることが、病気や不調の原因になると考えられています。

自然界の「陰」と「陽」

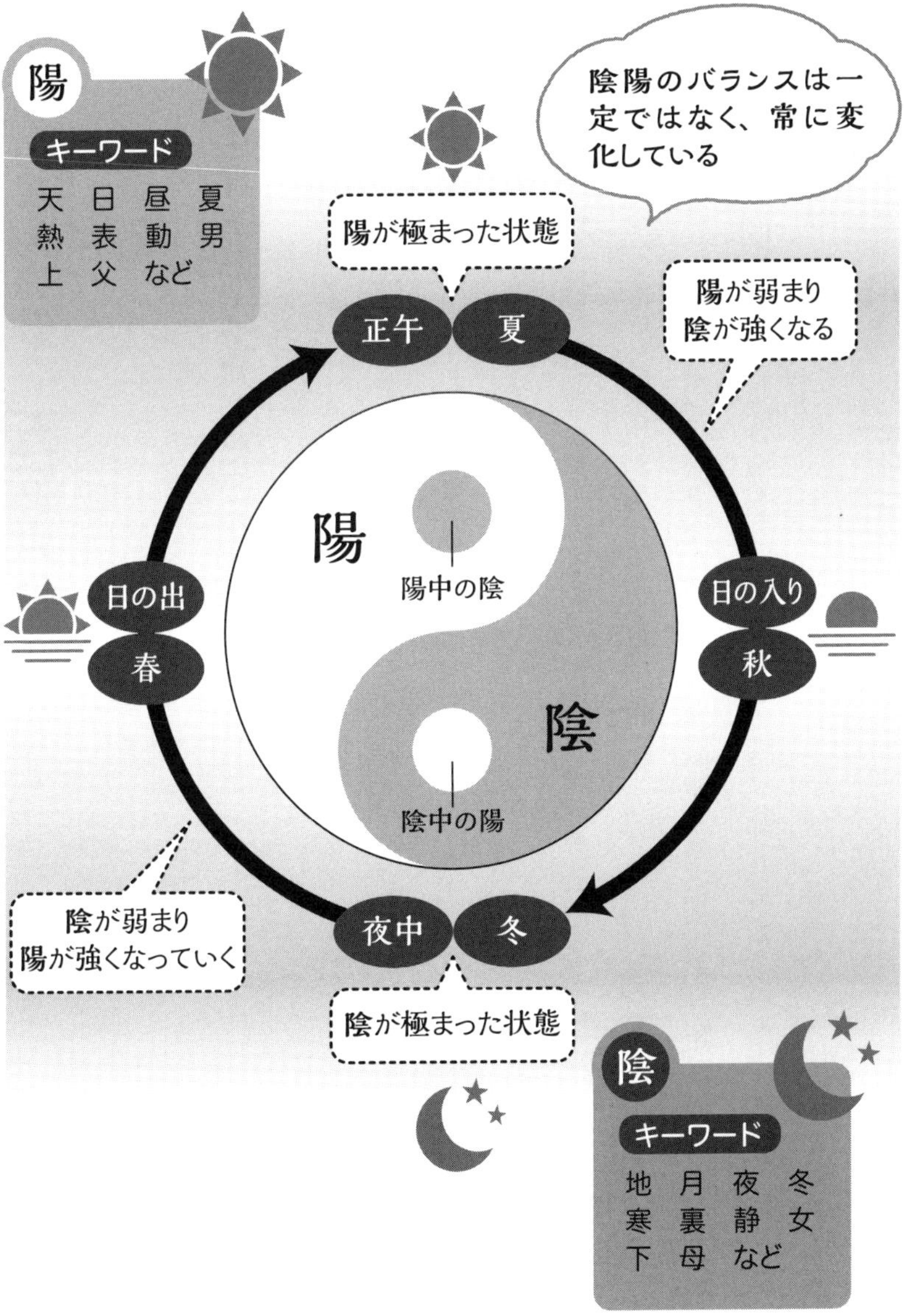

陽
キーワード
天 日 昼 夏
熱 表 動 男
上 父 など
陰陽のバランスは一定ではなく、常に変化している
陽が極まった状態
正午
夏
陽が弱まり陰が強くなる
陽
陽中の陰
日の出
春
日の入り
秋
陰
陰中の陽
陰が弱まり陽が強くなっていく
夜中
冬
陰が極まった状態
陰
キーワード
地 月 夜 冬
寒 裏 静 女
下 母 など

東洋医学の考え方②　五臓六腑

内臓を生理機能で分類したのが五臓です

先に述べた陰陽思想に「五行説《ごぎょうせつ》」を加えたものを「陰陽五行説《いんようごぎょうせつ》」と言います。陰陽五行説では、万物は木・火・土・金・水の5つの要素に由来すると考えます。日本に伝わってからは陰陽道となり、平安時代には安倍晴明《あべのせいめい》に代表される陰陽師《おんみょうじ》が、世の吉凶を検討する際にも用いました。

東洋医学においては、五臓六腑《ごぞうろっぷ》のうちの「五臓」が、五行に当てはめられます。「五臓六腑に沁み渡る」という表現があるように、五臓六腑とは内臓全体を指します。しかし、胃や腸といった個々の器官ではなく、生理機能（働き）で分類したものと理解したほうがよいと思います。五臓とは、肝・心・脾《ひ》・肺・腎の5つを、六腑とは、小腸・大腸・胆《たん》・胃・膀胱《ぼうこう》・三焦《さんしょう》の6つを指します。なお六腑のうち、三焦は消化・吸収作用やホルモン分泌の作用を指すので、特定の器官はありません。

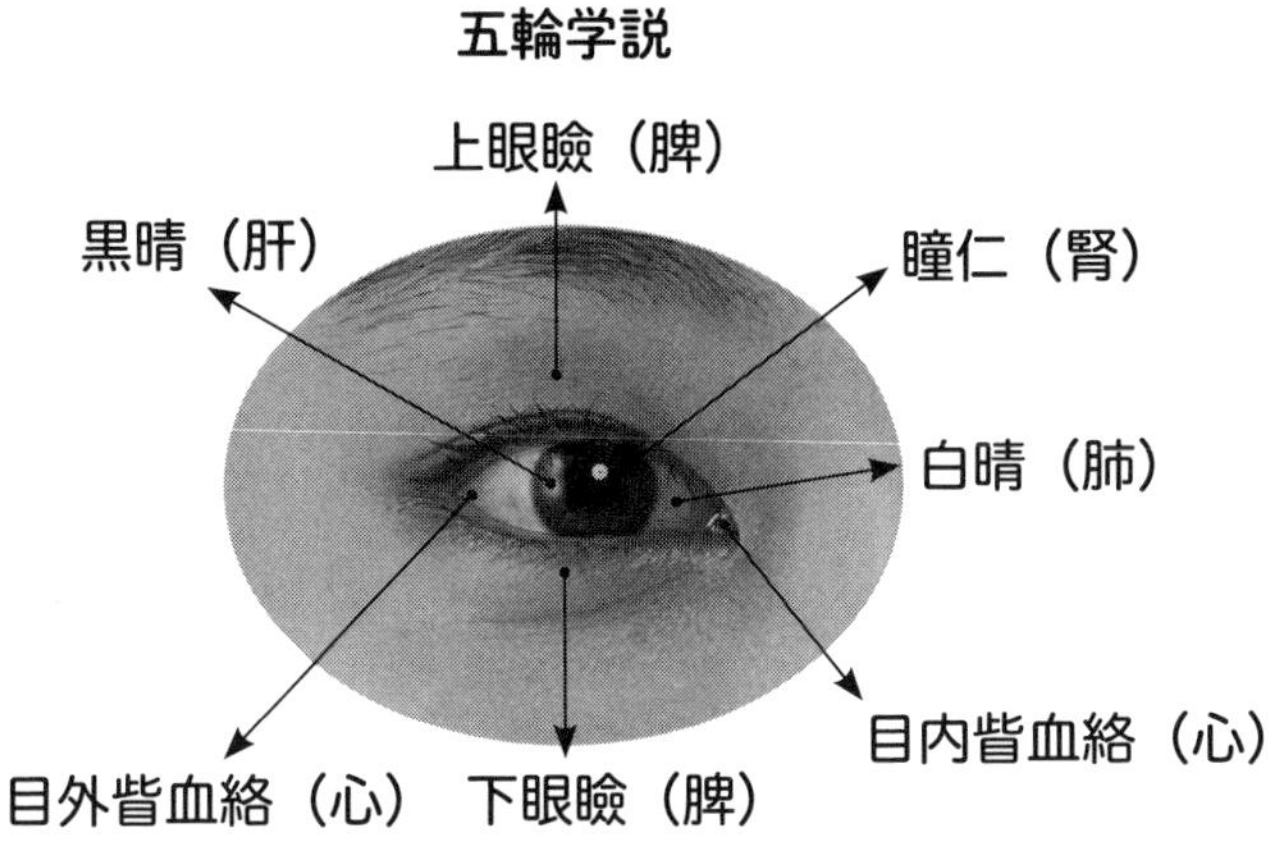

◆目と関係が深いのは肝と腎です

東洋医学では、「目は五臓六腑の精」と考えます。目は多くの経絡との関係が深く、体調の変化が目に現れやすいというわけです。

五臓のうち、特に目と関係が深いのは肝と腎です。さらに「五輪学説《ごりんがくせつ》」という考え方があり、目の各部と五臓を関連づけることもあります。瞳、つまり瞳孔は腎。網膜の病気は腎が弱っていると考え、腎の働きを助ける漢方薬を処方するのです。

このような考え方は、西洋医学ではあまりされません。しかし、たとえば白目の部分が黄色くなれば黄疸《おうだん》であり、黄疸とは肝機能低下の現れです。肝の不調が目に現れるというのは、そういうことなのです。

肝▼血や気の流れを調節する

「肝」は、血や気の流れの調節役です。これらがスムーズに流れると、内臓が活発に働きます。また、血を溜める役割もあるので、心の各器官に適切な量の血を送ります。怒りに関連があり、肝の働きが過剰だとイライラに、不調だと強い不安を感じます。

肝に不調があると……☑生理不順　☑手足が震える　☑イライラや強い不安感

心▼全身に血を送る

「心」は、血を全身に送る役割を担います。心が不調をきたすと血流が不足し、顔色が悪くなったり、体や内臓が冷たくなったりします。また、心は喜びの感情とも関連があり、適度な喜びがあると、心の調子がよくなります。

心に不調があると……☑顔色が悪くなる　☑気分が落ち着かなくなり、眠れなくなる　☑舌の動きが鈍くなり、味覚が冴《さ》えなくなる

脾▼エネルギーをつくる

「脾」は、消化・吸収を司《つかさど》り、つくり出したエネルギーを全身へ送ります。また、内臓が下に落ちるのを防ぐ役割もあります。なお、脾と膵《すい》は同じと考えられています。

☞脾に不調があると……☑食欲不振　☑下痢　☑膨満感　☑胃下垂　☑脱肛　☑筋力低下

肺▼新しい気を取り込む

「肺」は、呼吸によって新しい気を体内に取り込み、汚れた気を吐き出します。気は生命エネルギーなので、不足すると病気や不調をきたしやすくなります。憂の感情と関連があるので、肺が不調だと不安になったり、落ち込んだりしやすくなります。

☞肺に不調があると……☑呼吸が弱くなる　☑風邪をひきやすくなる　☑水分の流れが悪くなる（むくみ・鼻水が出る）

腎▼水分代謝を制御する

「腎」は、尿や汗に大きく関わっています。また、成長や生殖エネルギーとなる「精」

を蓄える働きがあるので、腎が弱ると、いわゆる「老化」が進みます。恐怖の感情と関連があるので、強い恐怖を感じると腎が不調をきたします。

腎に不調があると……☑排尿困難　☑頻尿　☑足腰が弱る　☑スタミナ不足　☑性欲減退

◆五腑

先に述べた通り、六腑のうちの三焦は臓器（器官）ではないので、ここではそれ以外の五腑について、簡単に解説します。

①小腸：食べ物を栄養素と不要物に分ける。不要物のうち、水分は腎へ、固形物は大腸へ送る。
②大腸：小腸を経た不要物から、さらに水分を取って腎へ送ったあと、便をつくる。
③胆　：肝からの働きかけで、消化・吸収を助ける胆汁を出す。
④胃　：消化し、小腸へ送り出す。
⑤膀胱：腎を経た不要な水分を、尿として排泄する。

五臓六腑とその関係性

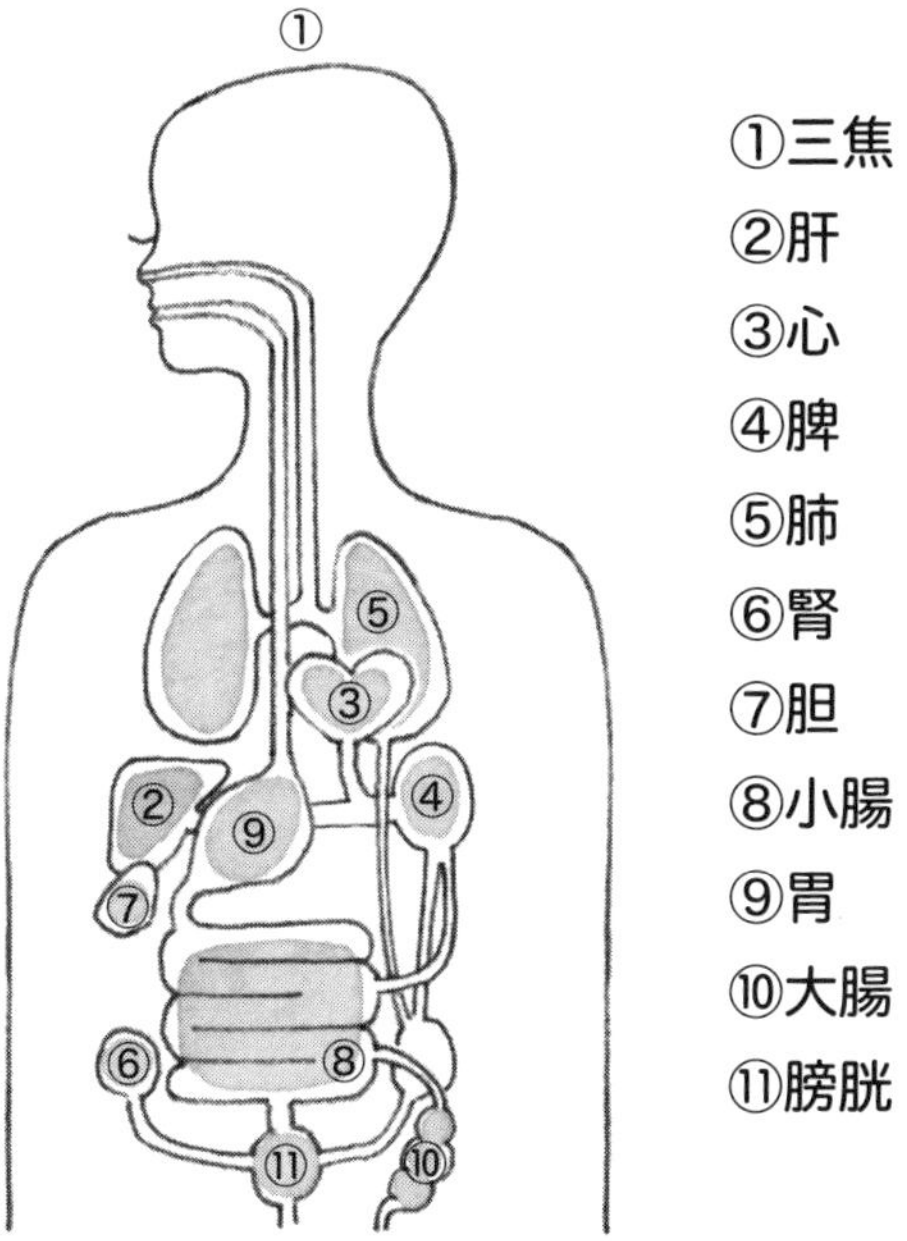
①
②
③
④
⑤
⑥
⑦
⑧
⑨
⑩
⑪
①三焦
②肝
③心
④脾
⑤肺
⑥腎
⑦胆
⑧小腸
⑨胃
⑩大腸
⑪膀胱

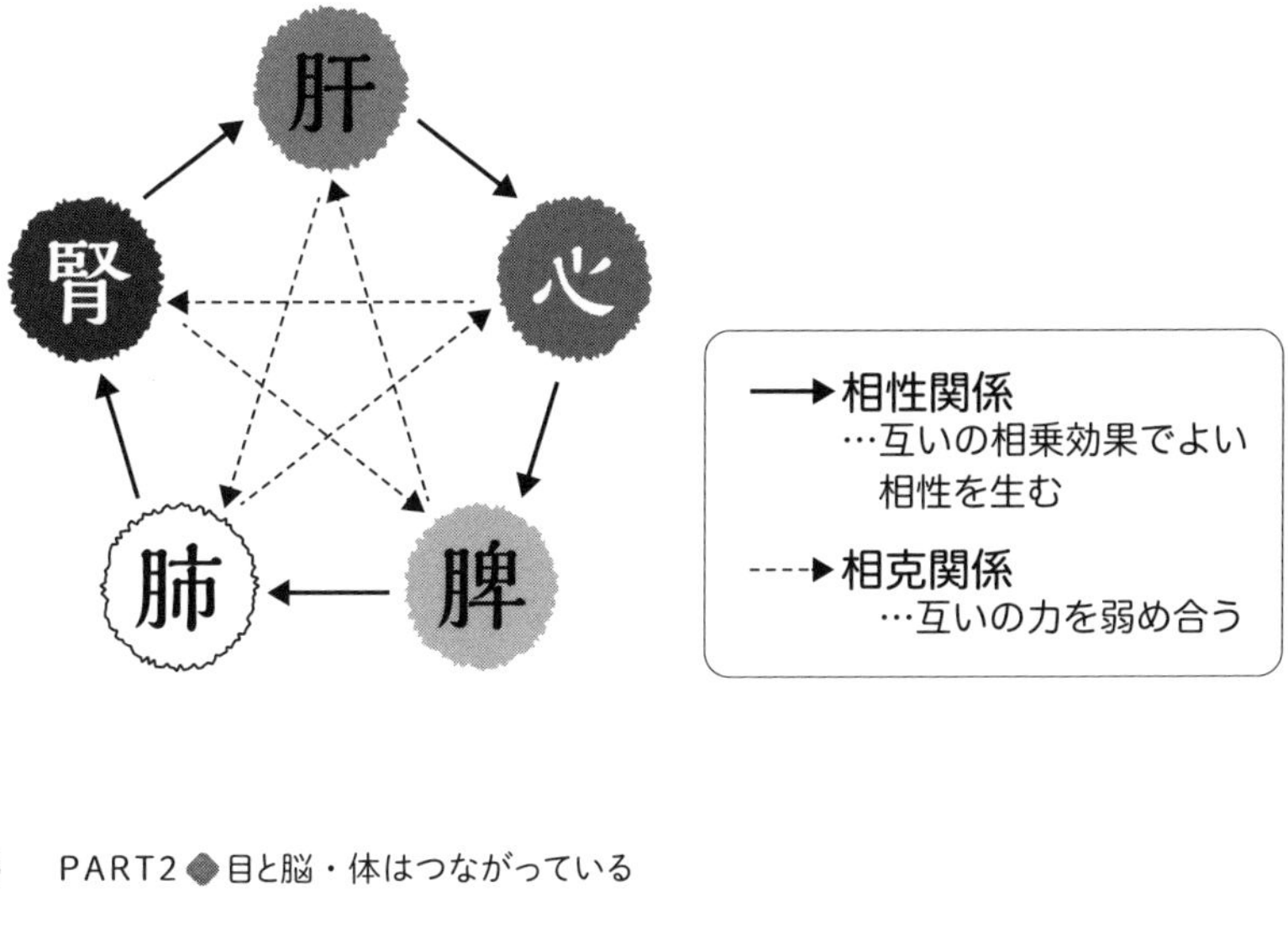
肝
心
脾
肺
腎
相性関係
…互いの相乗効果でよい相性を生む
相克関係
…互いの力を弱め合う

東洋医学の考え方③

気・血・水

◆気・血・水は適切かつ円滑であることが大切です

東洋医学の考え方として、最後に説明しておきたいのは、気《き》・血《けつ》・水《すい》です。

気とは、経絡の中を通っている生命エネルギーのことで、血とは、血液です。血液が通るのは血管です。水とは、血液以外の体液です。リンパ液などが水で、リンパ液はリンパ管を通って体中をめぐっています。

気は、元気に生きていくためのエネルギーです。気が不足している状態を「気虚《ききよ》」と言い、気の流れが滞って悪影響を及ぼしている状態を「気滞《きたい》」と言います。

血は、血液とともに栄養素を運びます。栄養素が足りていない状態は「血虚《けつきよ》」、血が滞っている状態を「瘀血《おけつ》」と言います。

水は、潤いをもたらします。潤いが不足している状態を「陰虚《いんきよ》」、水が滞っている状態を「水滞《すいたい》」と言います。

気・血・水　３つのバランス

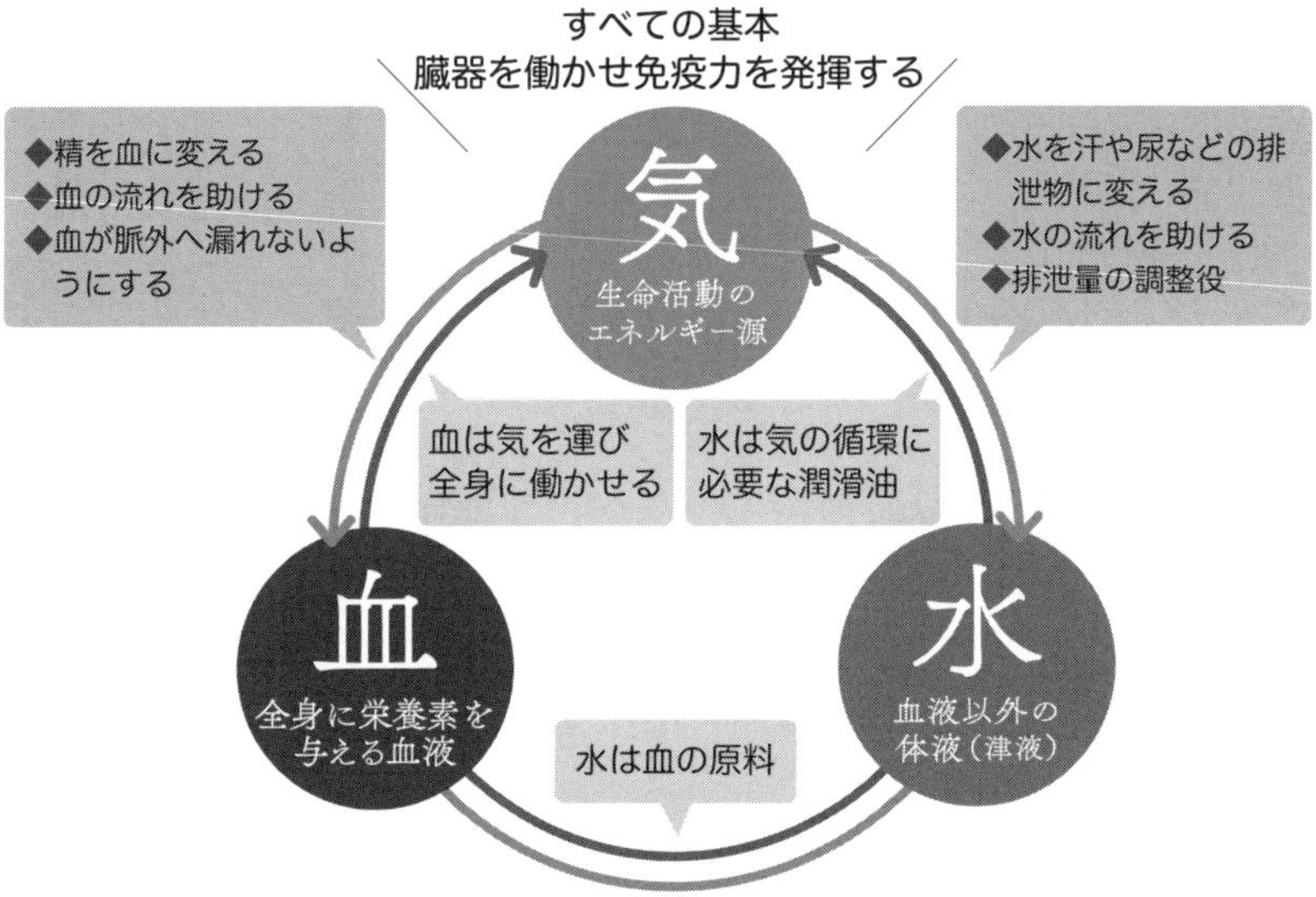
すべての基本
臓器を働かせ免疫力を発揮する
◆精を血に変える
◆血の流れを助ける
◆血が脈外へ漏れないようにする
◆水を汗や尿などの排泄物に変える
◆水の流れを助ける
◆排泄量の調整役
気
生命活動のエネルギー源
血は気を運び全身に働かせる
水は気の循環に必要な潤滑油
血
全身に栄養素を与える血液
水
血液以外の体液（津液）
水は血の原料

◆互いにバランスを取り合っています

気・血・水は、それぞれに過不足が生じても、滞ってもいけません。適切な量が、円滑に体内を循環し続けることが大切です。

さらに、気・血・水がそれぞれ互いに助け合いながら連動し、適切なバランスを保っていることも大切です。

３つのバランスが崩れると、心身に不調が現れます。

バランスのあり方は人それぞれですが、東洋医学では、気・血・水の不均衡を適切に是正することで、健康の維持・改善・増進を図ります。

ツボ押しのメリット

◆ツボを刺激して気・血・水のバランスを整えます

前節で、体の不調には気・血・水のバランスが大きく関わっていることを説明しました。では、気・血・水のバランスを適切にとるには、どうしたらよいのでしょうか？それには、経絡上にある「ツボ」を刺激するのが効果的です。ツボを鍼《はり》や灸《きゅう》、指圧などで刺激することで、気・血・水の滞りが改善され、流れが改善されます。これは全身に言えることですから、目の不調も同様に、関連するツボを刺激して症状を改善するのが得策です。

ツボは、正式には「経穴《けいけつ》」と呼びます。経穴は経絡上に結節点のように存在し、気の出入口だと考えられています。現在、世界保健機関（ＷＨＯ）ではツボの数を３６１としていますが、それがすべてではないと、私は考えています。ツボは人間の長い歴史の中で経験知として積み上げられてきたものであり、今後も続くからです。

◆ツボを正確にとらえるのは難しいものです

しかし残念ながら、ツボはレントゲン撮影やCT（コンピュータ断層撮影法）などの技術を利用しても、見えるものではありません。私たち鍼灸師は、ツボの位置を経験知で把握していますが、一般の人が適確に把握するのは難しいのが実情です。

ただし、ツボから多少外れていても、ツボとその周辺を刺激することができれば、相応の効果が得られると、私は考えています。そこで、私が勧めているのが、ツボというピンポイントの「点」を刺激するのではなく、ツボとその周辺を「面（ゾーン）」でとらえて刺激する方法です。具体的には、ツボ周辺を「さする」のです。

「さするだけで大丈夫？」と思われるかもしれませんが、大丈夫です。

皮膚は表皮、真皮、皮下組織の3層に分かれており、普段、私たちが目にしているのは表皮です。血行をよくするためには、毛細血管のある真皮を刺激する必要があるのですが、それにも「さする」ことが、実は効果的なのです。

さするだけなら、いつでも、誰でもできると思います。毎日の暮らしにも、無理なく取り入れられるにちがいありません。

自分でできる刺激法

◆さする・もむ・押す・たたく

ここで、「さする」を含めた、ツボと皮膚の刺激法をまとめておきます。

さする

顔など、肉が薄い部分やデリケートな部分を刺激するときにおすすめの方法です。ゴシゴシと強くこするのではなく、広い部分は手のひらで、顔などは中指の腹を使って、やさしくゆっくりとさするとよいでしょう。

もむ

刺激を与えたい部分をつかんで、もみほぐします。広い部分は手で、狭い部分は指を使います。刺激が強いので、痛みを感じるときはやめておきましょう。

☞押す

指圧に近いものです。指先や手のひらを押し付けます。痛みを感じるほど強く押すのはよくありません。気持ちよく感じる程度で行ないます。

☞たたく

こぶしなどを使って、トントンとやさしく行ないます。強くたたく必要はありません。

◆リラックスして行ないましょう

「さする」など、刺激を与える際のポイントは、なるべくリラックスした状態で行なうことです。着衣も比較的薄着のほうが望ましいでしょう。顔は特にデリケートな部分なので、手をこすり合わせるなどして、温かくしてから行なってください。

食事の直後は消化・吸収の妨げになるので避けましょう。また、急激な血流の増大に心臓が負担を感じる場合がありますので、入浴中も避けたほうがよいでしょう。

発見！目によいツボ「脳点」

◆脳によいツボは、目にも効きます

先ほど、ツボはこれからも増えていくとお話ししました。実は私も、目のトラブル解消に効果的なツボを発見し、「脳点《のうてん》」と名づけました。脳点は後頭部の中央あたり、頭蓋骨と首の境界のあたりにあります（68ページ参照）。

後頭部には、脳の血流を促すツボがいくつかあります。PART1で述べたように、脳は目とつながっていますから、脳の血流改善に効果的なツボの中には、目にも同様の効果をもたらすものがあるはずだと思い至ったわけです。実際、多くの患者さんの後頭部にあるしこりをもみほぐしていると、目の調子もよくなる人が続出しました。

私の鍼灸院では脳点に鍼を打つことができますが、皆さんが自分で鍼を打つことはできません。そこでおすすめしたいのが、「脳点さすり」です。方法は、脳点の周辺を両手の指でさするだけ。これで、簡単に目の血流を促進することができるのです。

◆脳点さすりの効果

実際に、当院の患者さんで脳点を刺激した人に話を聞くと、「視界がスッキリした」「よく見えるようになった」という声が上がりました。さらに、緑内障を患っている方の脳点を継続的に刺激すると、眼圧が適正に低下しました。眼圧の低下は、緑内障の進行予防につながります。そのほか、老眼や近視、白内障、ドライアイ、眼精疲労など、多くの目のトラブルに、この脳点の刺激が効果的であることが、臨床的にわかってきました。

先に挙げた目のトラブルの根本的な原因のひとつに「血流」の悪化・滞留がありますから、それらを改善することで、症状の改善につながったのだと考えられます。「脳点さすり」の方法は、PART3で詳しく説明します。

後頭部には、脳点以外にも脳を刺激するツボが数多くあります。広い範囲をさすることで、それらをまとめて刺激することができるので、脳への血流促進の効果も、さらに期待できます。「脳点さすり」の回数に、制限はありません。疲れを感じたときや気が向いたときに、こまめに行なうのがおすすめです。

目のトラブルには「眼筋さすり」が効果的！

◆眼球に血管は通っていません

目の血流を改善すれば、目のトラブルも改善すると説明してきましたが、実は、眼球には血管は通っていません。「それじゃ、意味ないじゃん」とがっかりしましたか？

大丈夫です。緑内障を説明した節（18ページ）で述べた通り、眼球には房水《ぼうすい》という液体が流れていて、目に酸素や栄養素を与えるとともに、老廃物を運び出しています。

房水は体液のひとつですから、気・血・水で言うと「水」に当たります。

たとえば、緑内障の進行・悪化を防ぐために、房水の流れをよくしようと思ったらどうしたらよいと思いますか？　そうです、気や血のめぐりをよくすれば、それに連動して、水の流れもスムーズになるのです。

もう、おわかりですよね。脳の血流を改善するツボである脳点を刺激することで、水、すなわち房水のめぐりを改善する――それがねらいなのです。

◆「眼筋さすり」とは目によいツボをさすること

目は、水晶体の厚みを調節している毛様体筋をはじめ、さまざまな筋肉の動きに支えられています。本書では、これら眼筋や目のトラブルによいツボとその周囲（ゾーン）をさすることを総称して、「眼筋さすり」と表現します。

詳しい手順はＰＡＲＴ３に譲りますが、「眼筋さすり」は、顔や頭をさするだけです。最初に脳点さすりをしたあと、目によいツボを順にさすっていくことで、目とその周辺部位の血流を改善し、仕上げに眼筋の筋肉トレーニングを行なうことで、目のトラブルを改善し、よい状態を維持していこうというものです。

「鍼灸や漢方薬などの東洋医学は即効性に乏しい」という声をよく聞きますが、そうではありません。特に「眼筋さすり」を行なうと、目の疲れがすみやかに取れることが実感できるはずです。家でも職場でも外出先でも、あっという間にサッとできますから、目が疲れたなと思ったら、すぐにやってみてください。

大切なのは、１日に１回でいいので、毎日続けて行なうことです。とはいえ、やればすぐに効果が感じられるでしょうから、継続も苦にはならないはずです。

◆眼筋を鍛えると目が大きくなる?!

「眼筋さすり」の「うれしい効果」を2つ紹介しましょう。

まずは、目が大きく見えることです。年齢を重ねると、なんだか目が小さく見えるようになるとよく言われるのですが、これは目の周辺の筋肉が衰えたことによるもので、決して目自体が小さくなったのではありません。目がパッチリと開くのは、目の周辺の筋肉がまぶたをしっかり開けているからです。筋力が衰えると、その力が弱くなり、結果として目が小さくなったように見えるのです。

もうひとつは、肌の若返りです。赤ちゃんの頬がきれいなピンク色をしているのは、真皮の血流が透けて見えているからです。どんなに高価な化粧水を使ったとしても、それは表皮への刺激でしかなく、血流が滞っていれば、自然な赤みは得られません。「眼筋さすり」で肌を刺激すると、毛細血管がある真皮を刺激できるので、血流が良化します。血流がよくなると、肌に酸素や栄養素が行き渡り、肌にハリが出てきます。ハリが出るということは、シワが減るということですから、「眼筋さすり」には、肌の若返り効果や美肌効果もあるのです。

◆70代でも80代でも効果は得られます

人間の体は、加齢によってどうしても衰えていきます。しかし、筋肉は何歳になっても活性化すれば増強できるものです。

老眼は加齢によって水晶体が硬くなり、さらに毛様体筋が衰えることで発症すると説明しましたが、この毛様体筋を強くすることができれば、老眼の症状も改善されると考えられます。

70代でも若い人に負けないくらいスポーツを楽しむ人がいるように、筋肉は70代でも80代でも鍛えれば、そのぶん強くなります。

大切なのは、やはり継続することです。どんなに激しい筋トレを行なったとしても「三日坊主」では効果は期待できません。少しずつでもよいので、毎日コツコツと続けることが、最大の成果を挙げるための、いちばんの近道なのです。

「眼筋さすり」を行なうとき、片方が終わったら、鏡を見てみてください。左右の目を比べると、「眼筋さすり」をしたほうの目が、しないほうの目よりも、ひと回りくらい大きくなっているのが確認できると思います。

目によいもうひとつのツボ「中谷眼点」

◆目尻からこめかみまでをやさしくさすります

本パートを終えるにあたって、もうひとつ、目によいツボを紹介します。

これは、「良導絡《りょうどうらく》」という電気鍼を用いたツボ刺激法を確立した中谷義雄《なかたによしお》先生（1923-78）が発見されたツボで、先生の名を冠して「中谷眼点《なかたにがんてん》」と呼ばれています。中谷先生はこのツボに鍼を打ち、電気刺激を与える方法をとっておられました。

中谷眼点は、こめかみの髪の生え際あたりにあります。メガネをかけたときに、ちょうどテンプル（つる）が頭の側面に当たるところです。この中谷眼点には、視力を向上させる効果があることが確認されています。

人さし指と中指の腹を使って、目尻からこめかみに向かって何度か指を往復させながら、やさしくさすります。このあたりを広くさすることで、中谷眼点を含む、目によいほかのツボも刺激され、ものが見えやすくなることが考えられます。

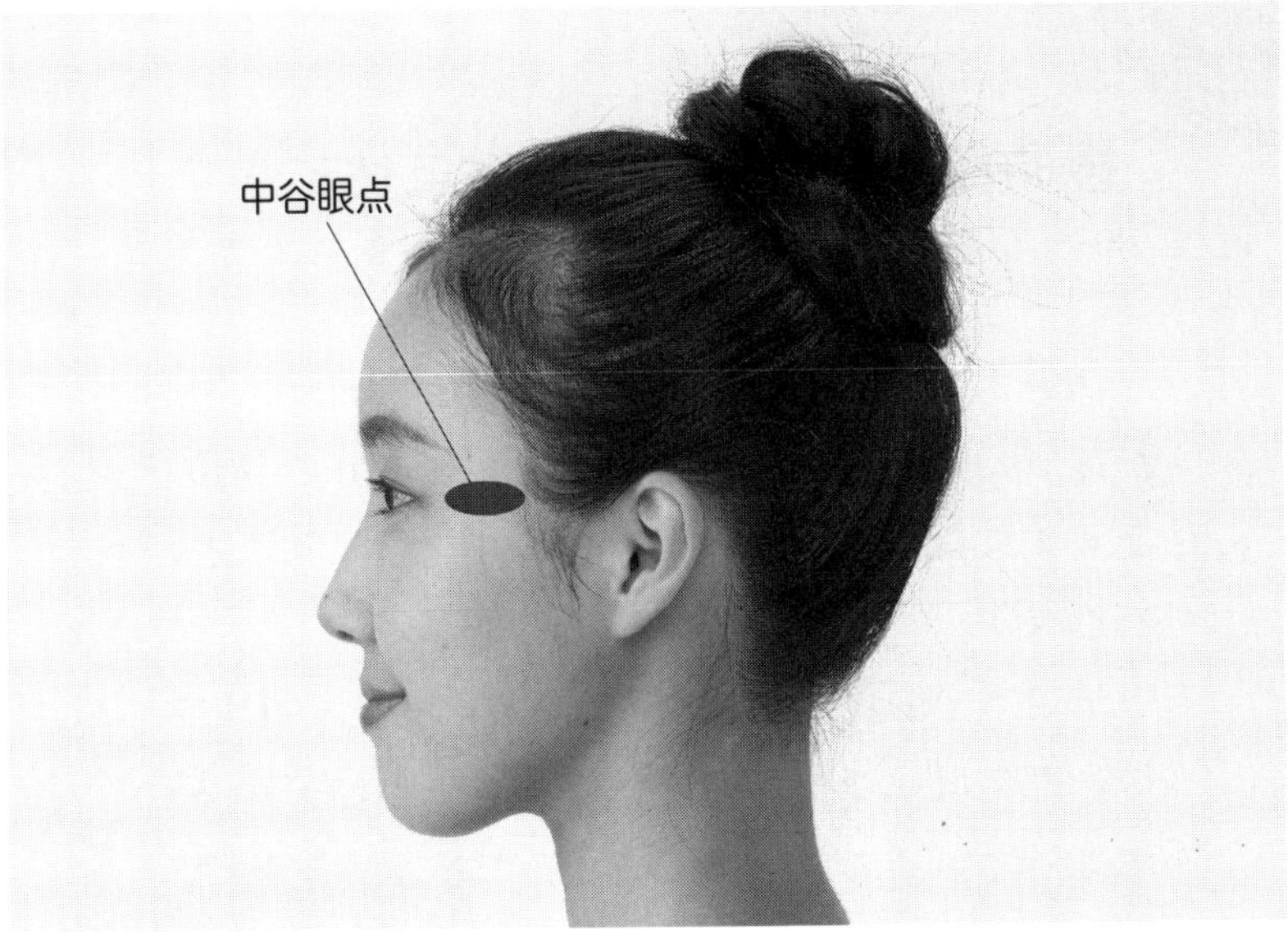

◆中谷眼点の科学的根拠

私も、眼科治療で芳しい効果が認められなかった近視の患者さん33名に、中谷眼点を刺激する療法を行ない、その結果を学会誌に発表しました。

中谷眼点に鍼を打ち、通電を行なった群が16例（A）、中谷眼点に鍼を打った群が9例（B）、中谷眼点に加えてほかのツボにも通電を行なった群が8例（C）でしたが、A群は治療直後で平均視力が右で0・2、左で0・09上昇し、左右ともに有意な上昇が見られました（B・C群については左右両方での有意な変化は見られませんでした）。

コラム

後頭部にデコボコがありませんか？

後頭部を手のひらでなでてみてください。不自然なデコボコはありませんか？　目にトラブルがある人には、不自然なデコボコが見られることがあります。

デコボコの正体は、血流の滞りと考えられます。後頭部には脳の血流に関係するツボや血管が多く集まっているので、後頭部にデコボコがある人は、脳への血流が滞っていると考えられ、目の血流もよくないということになります。

血流の改善には、食習慣の改善、運動、本書で紹介する「眼筋さすり」などの方法がありますが、デコボコ自体をほぐすことも効果的です。一度にゴリゴリとではなく、気がついたときにやさしくさすりましょう。

東洋医学を基礎にした「さする」という行為には、即効性とある程度の持続性がありますが、継続して行なうと効果がいっそう長く得られますので、デコボコがなくても、時々さするとよいでしょう。

PART 3

今日から実践！「眼筋さすり」

「眼筋さすり」を始める前に

◆「疲れたな」と感じたら行ないましょう

では、「眼筋さすり」を始めてみましょう。

用意するのは、顔全体が映る鏡だけです。慣れてくれば、それも必要ありません。リラックスできる時間と場所があれば、それで充分です。

眼筋さすりを行なう前には、手をきれいに洗っておいてください。目の周りをさするので、汚れていると目に雑菌やゴミが入ることがあります。また、コンタクトレンズを装用している人は外しておきましょう。

眼筋さすりを行なう時間帯に、特に決まりはありませんが、食後すぐや入浴中は避けたほうがよいでしょう。食後は消化・吸収の時間なので、その妨げになります。また、入浴中は血行が促進されているので、ツボやその周囲を刺激すると、さらに血流が増して血管に負担を与えてしまうことがあるからです。

眼筋さすりを始めましょう

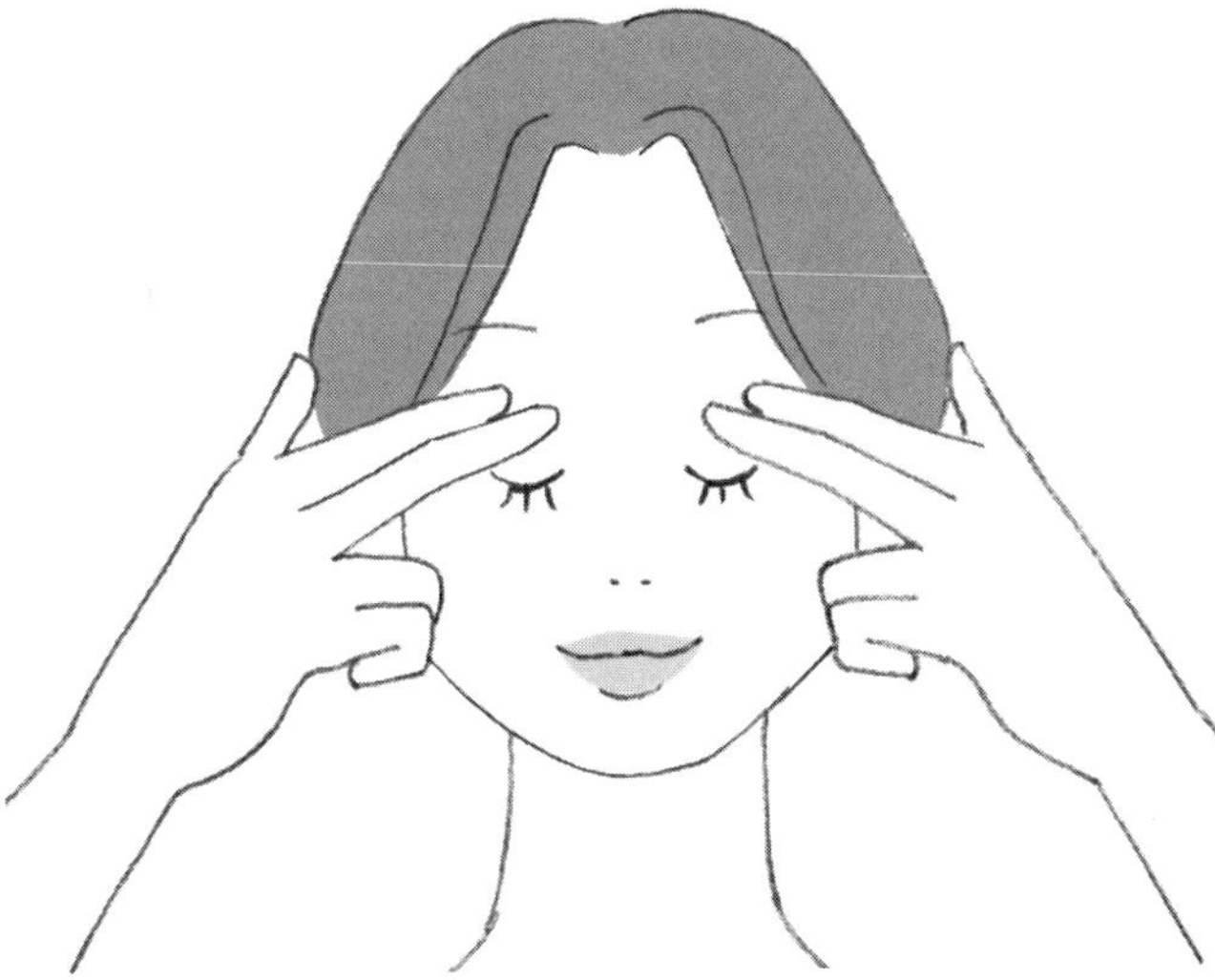

◆点を押すのではなく「面をさする」

本パートでは、いくつかのツボを示しますが、実際にみなさんが行なうのは、ツボ周辺の「面（ゾーン）」をさすることです。ツボ、すなわち「点」を押すのではないので、おおよその場所を覚えたら、特にツボの名称は覚えていなくても大丈夫です。

さするときに主に使うのは、人さし指と中指の腹の部分です。

ポイントは、さする強さです。消しゴムで軽く消すときくらいのやさしい圧力で充分です。ギュッと強く力を入れる必要はありません。

「眼筋さすり」は3ステップで

最初は脳点、次に眼筋さすり、仕上げに目の筋トレ

目のトラブルを予防・改善するには、①脳点さすり、②眼筋さすり、③眼筋トレーニングの3つをセットで行なうことが大切です。②の「眼筋さすり」は本パートで紹介する6つのものを続けて行なってください。順序は、その都度、好きなものからで大丈夫です。①②③すべてをやっても3分もかかりませんので、気がついたとき、目が疲れたなと感じたときなどに、清潔な手で始めてください。

大切なのは、継続です。1日1回でもよいので、毎日コツコツと続けてください。「継続は力なり」は真実です。

とはいえ、一連の「眼筋さすり」には即効性もあります。一度やってみると、その場で目がスッキリするのを感じられるはずです。「スッキリした」「気持ちいい」と感じることができるので、前向きに何度も取り組むことができると思います。

◆おすすめは夜。何度も繰り返すよりは別の時間帯に分けて行ないましょう

「眼筋さすり」の効果は、個人差はありますが、1カ月ほどでよい変化を感じることができるようになります。わかりやすいのは、脳点のデコボコでしょう。状態が改善されてくると、このデコボコが小さくなってきます。

「眼筋さすり」を行なうタイミングとして、いちばんおすすめなのは夜、就寝前です。「眼筋さすり」で目の周りをよくほぐしてから眠れば、翌朝スッキリと目覚められるでしょう。何度もやりたいという場合には、一度の回数や時間を増やすのではなく、朝・昼・夜など、1日の中で間隔をあけて何度か行なうとよいでしょう。

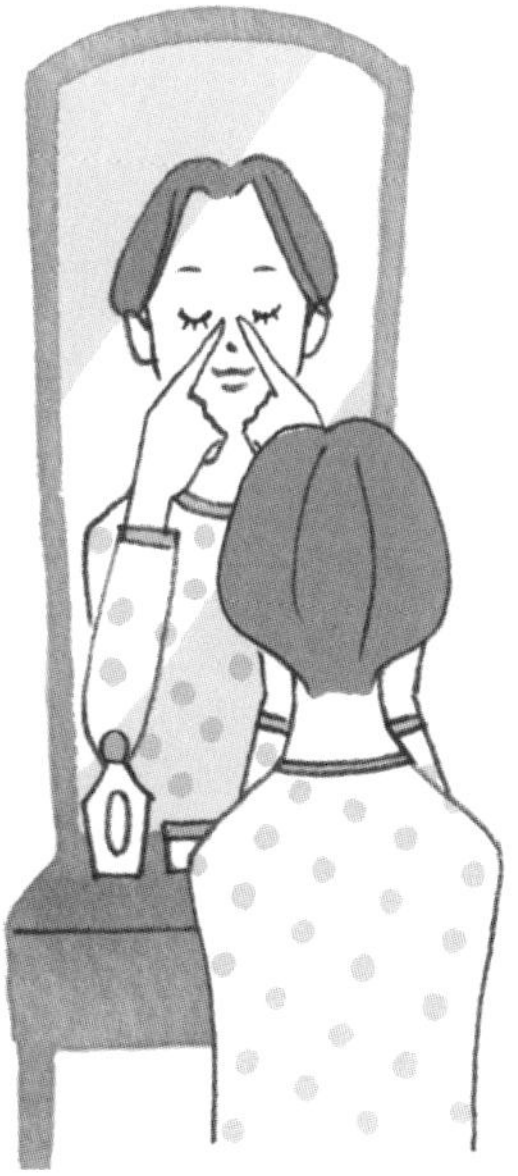

「中指もみ」も行なうと効果的

◆体中に対応する場所が中指1本にあります

手の中指には、全身の臓器や器官が反映されています。それぞれのポイントを刺激すると、対応する臓器・部位の血流や機能が改善すると考えられています。

刺激の方法は、主に「①押す」「②つつく」「③さする」の3つです。

①押すときは、爪を少し立て、「痛気持《いた》ちいい」と感じる程度に約10秒間押します。

②つつくときは、中指を両側から挟み、こちらも「痛気持ちいい」と感じる程度に10回ほどツンツンと刺激しましょう。

③さするときは親指の腹を使って、押し回すように圧力をかけながらさすります。グリグリと押し込む感じです。10秒間押し込み、1分程度続けてください。

「眼筋さすり」を中指中心で行なう理由も、ここにあります。ツボとともに中指も刺激されるので二重の効果が期待できます。

中指の部位対応ゾーン

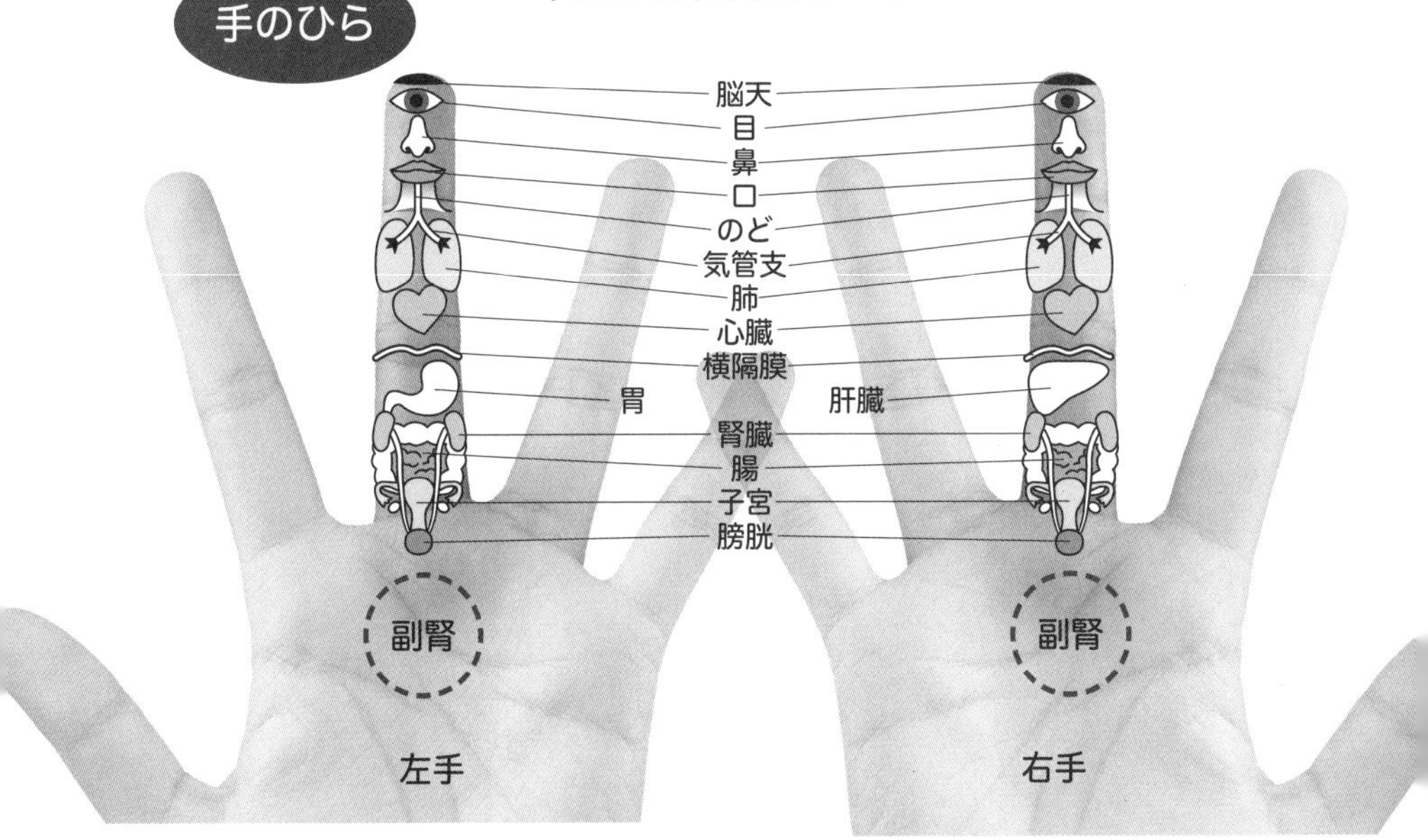
手のひら
脳天
目
鼻
口
のど
気管支
肺
心臓
横隔膜
胃
肝臓
腎臓
腸
子宮
膀胱
副腎
副腎
左手
右手

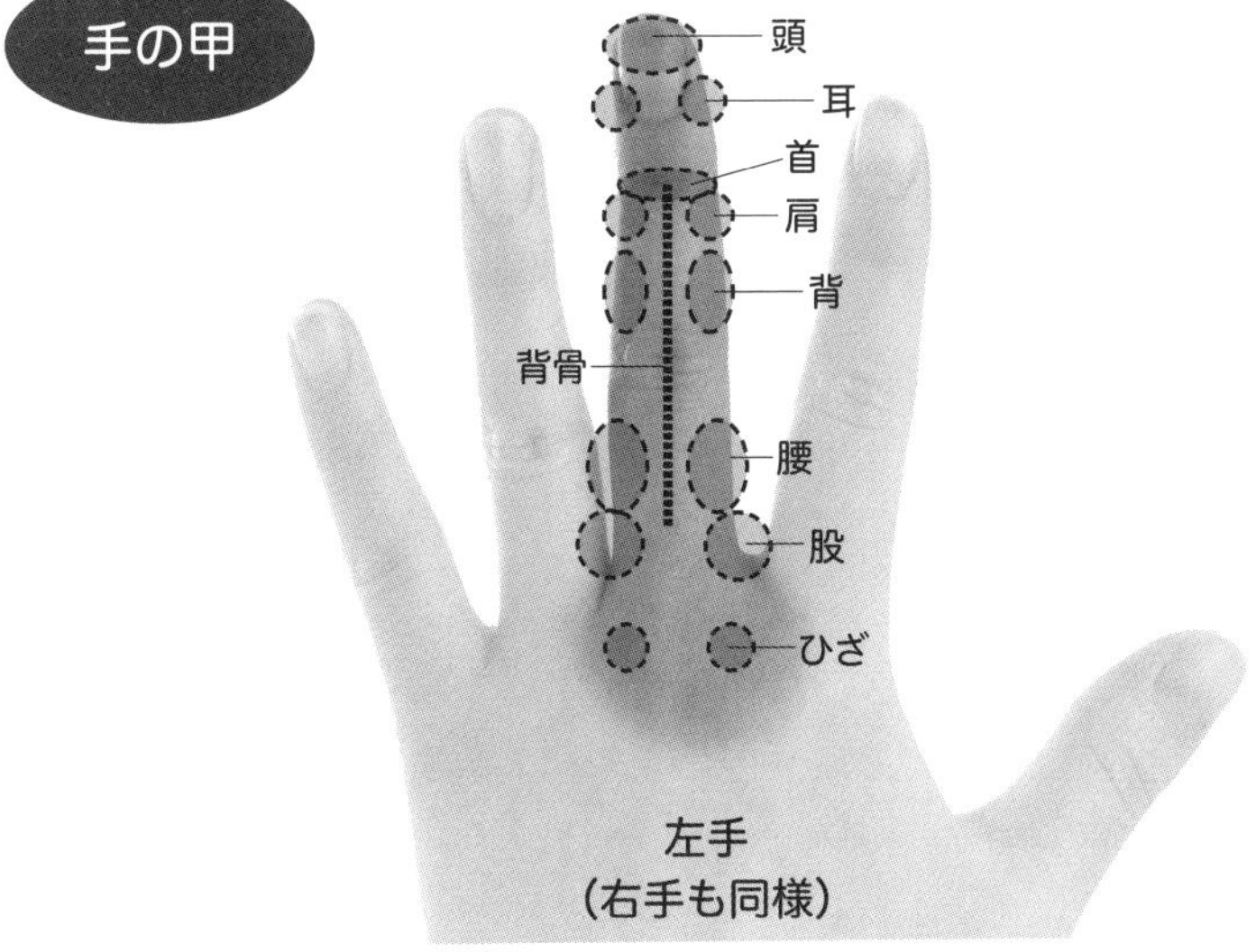
手の甲
頭
耳
首
肩
背
背骨
腰
股
ひざ
左手
(右手も同様)

ステップ 1▶▶▶

脳点さすり

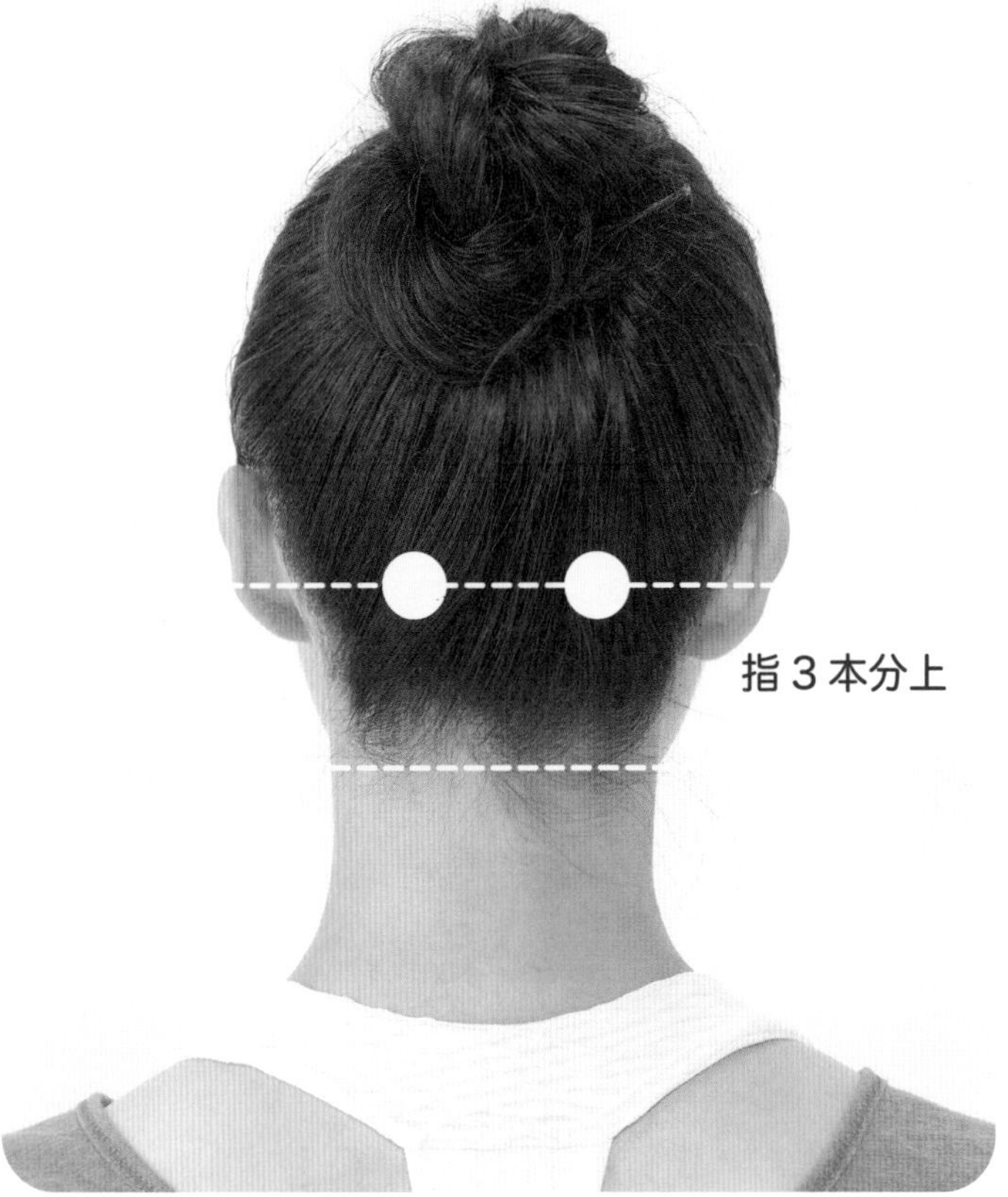

!

さするのはこのツボ

脳《のう》点《てん》

位置

後頭部の髪の生え際（襟足）から指 3 本分程度上の位置。頭蓋骨の突起の真下あたり。正中線より左右に約 1cm。

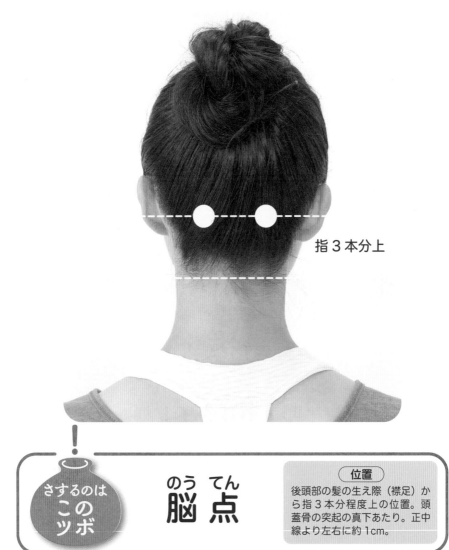

目のトラブル解消に欠かせないのが脳点さすり。血流がグンとアップ！

特に効果あり！
目のトラブル全般

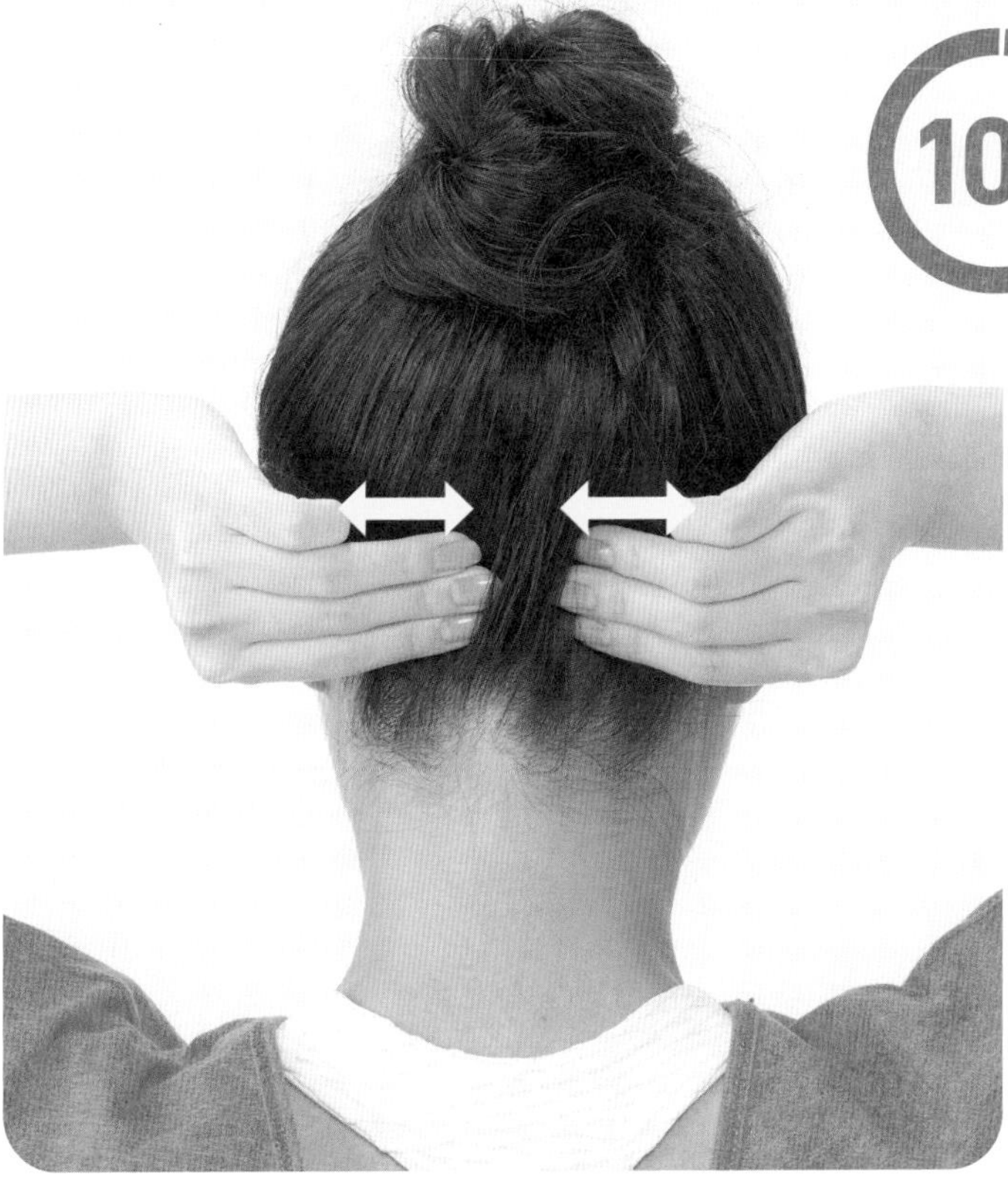

やり方

人さし指と中指で左右に10秒横さすり

まぶたさすり

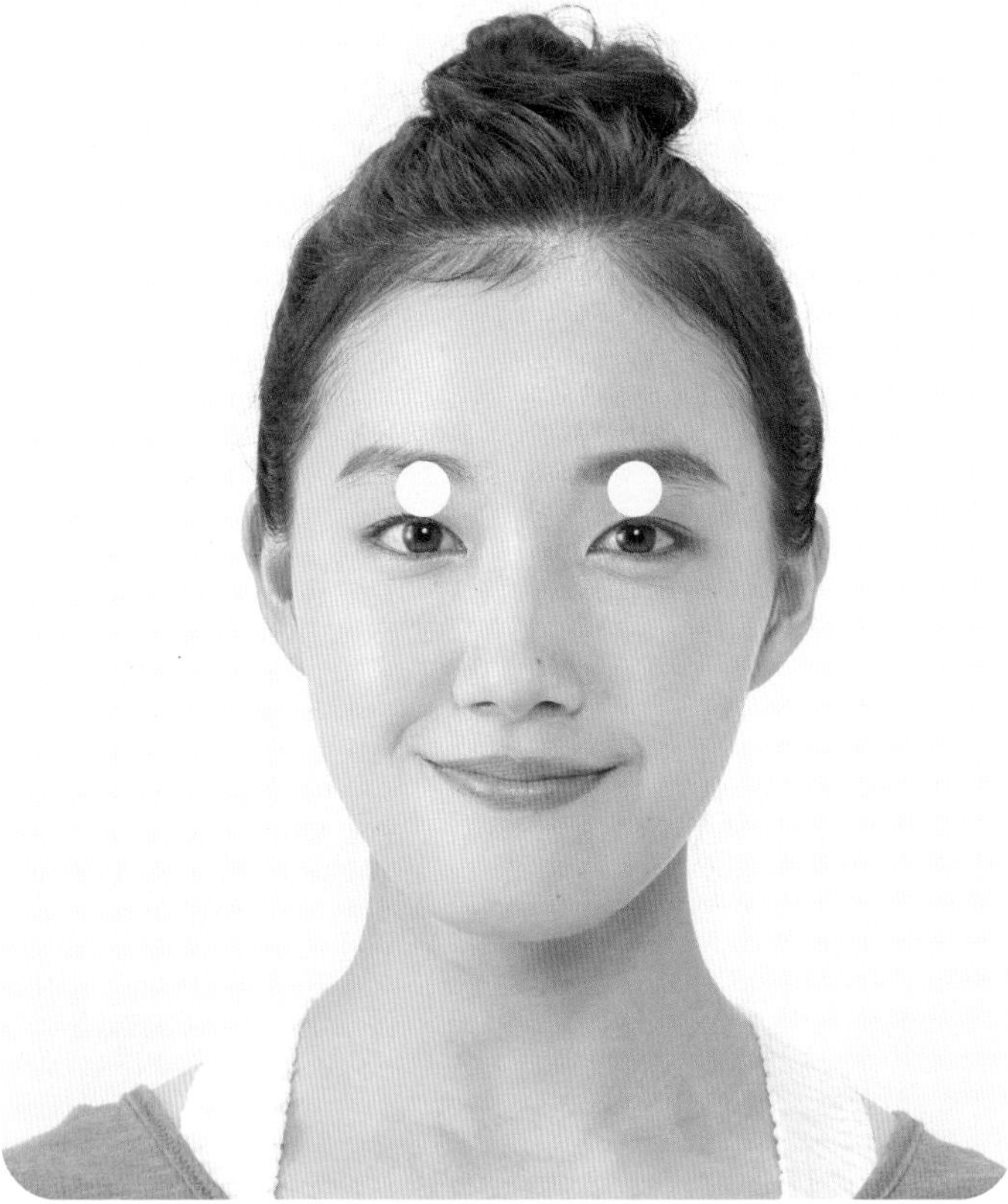

さするのは
この
ツボ

魚腰《ぎょよう》

位置

眉毛の下、黒目の上あたり。

垂れがちなまぶたを持ち上げて、
眼球の動きをよくしましょう！

特に
効果あり!
老眼

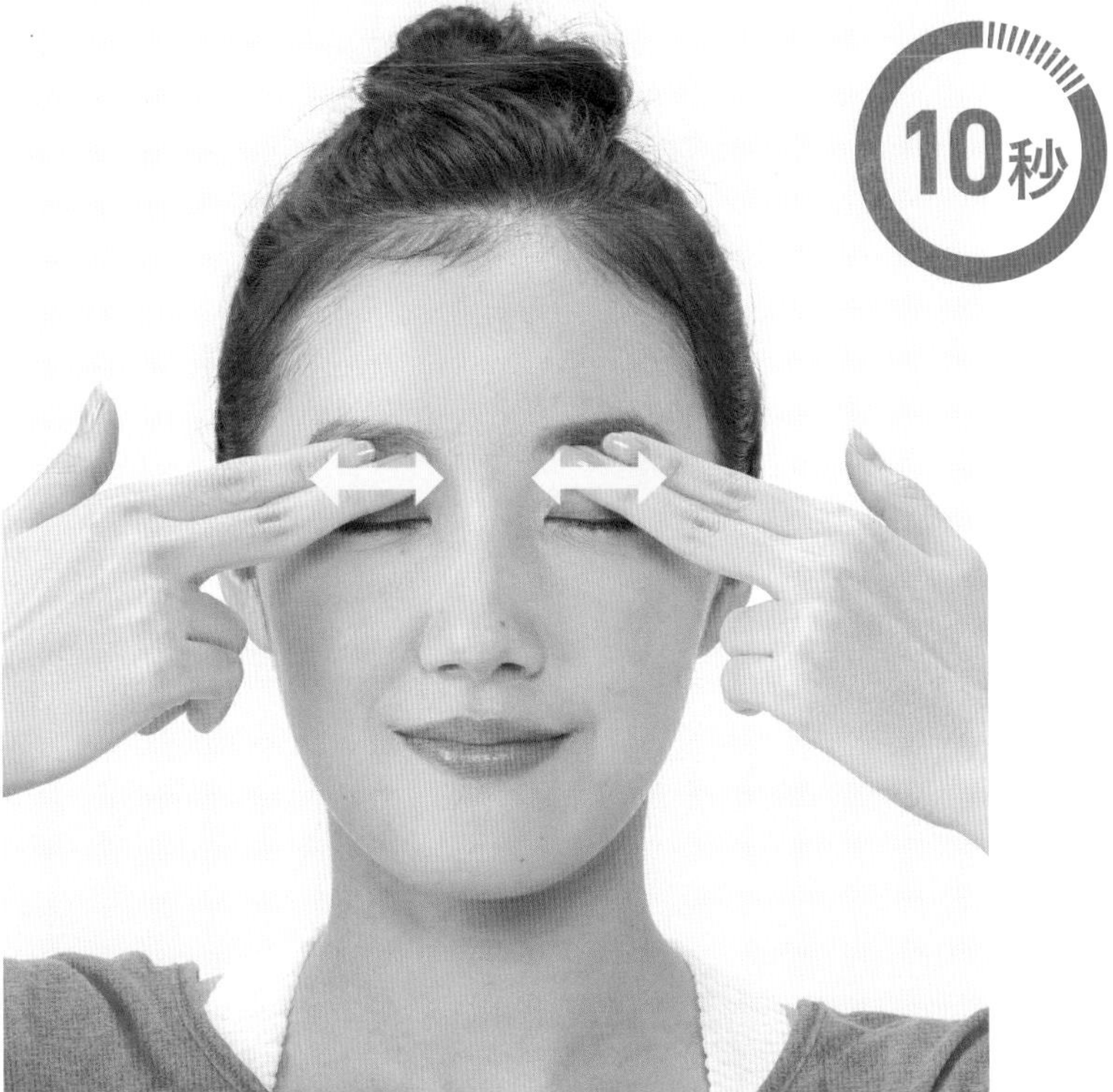

やり方

人さし指と中指で左右に10秒横さすり

ステップ 2▶▶▶ 眼筋さすり②

こめかみさすり

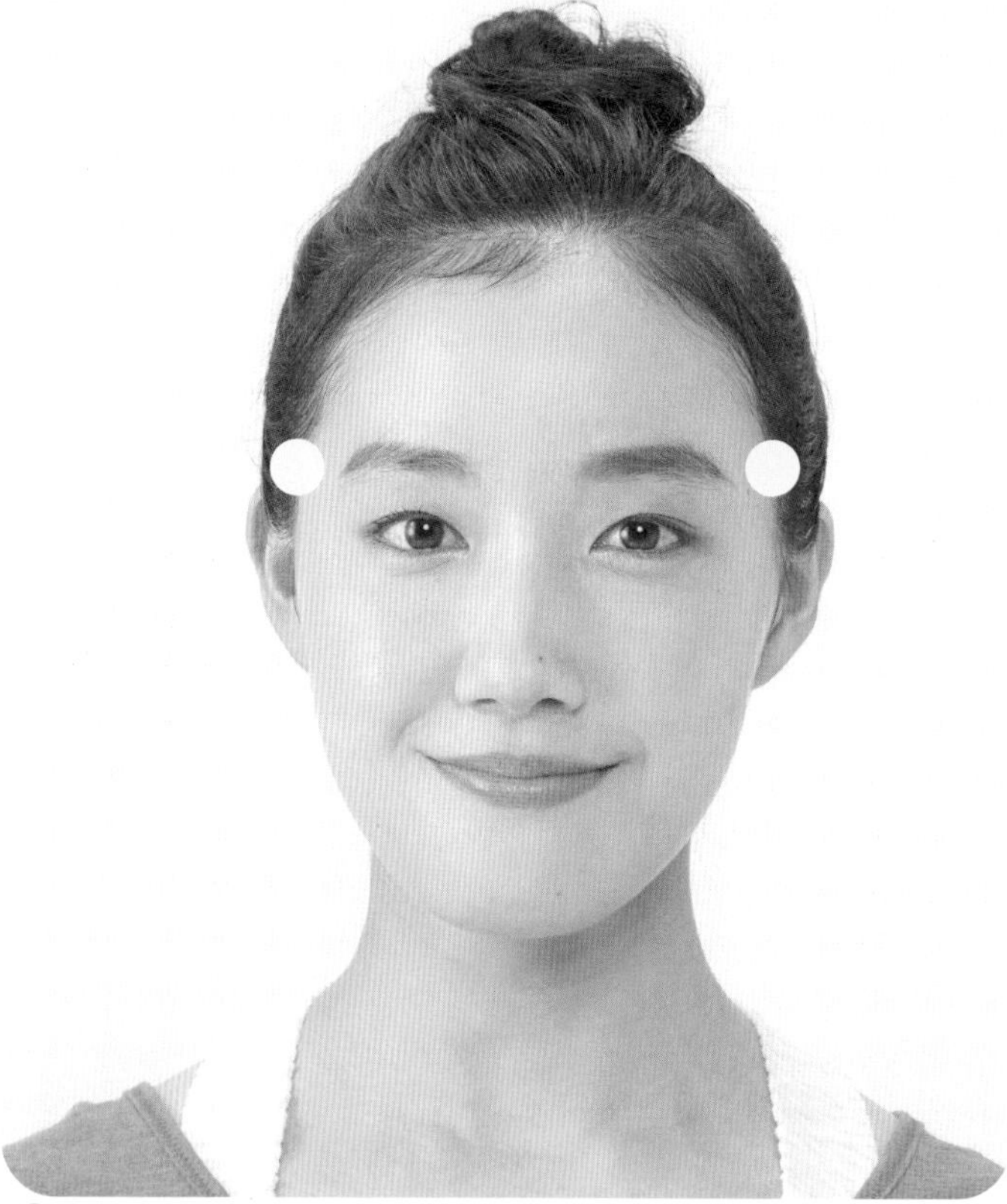

さするのは
この
ツボ

中谷眼点《なかたにがんてん》
太陽《たいよう》

位置
メガネのテンプル（つる）が通る線の少し上あたり。

側頭葉を刺激して、
視覚に関連する筋肉の動きを正確に！

特に
効果あり!
近視
飛蚊症
斜視

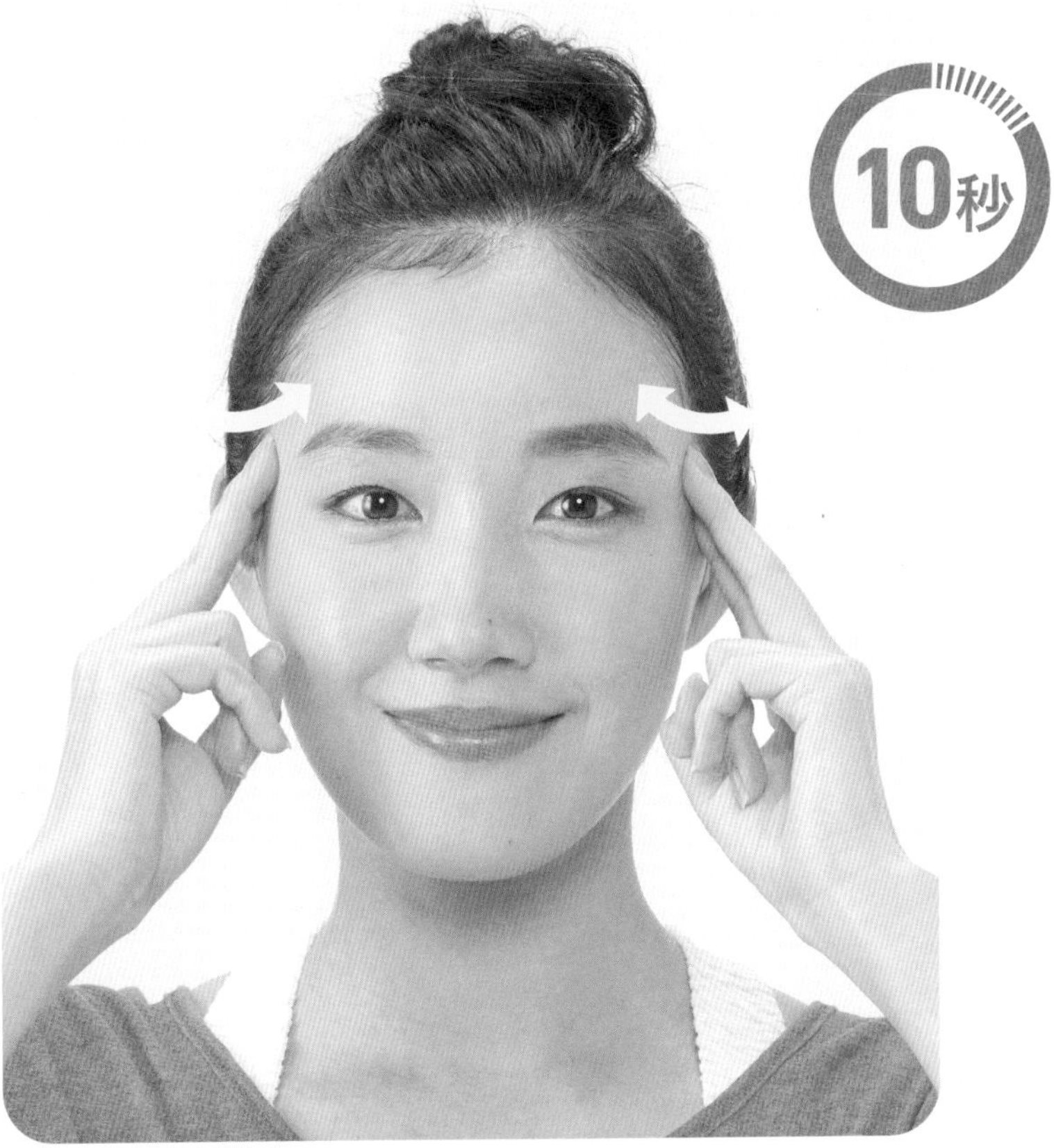

やり方

人さし指と中指で左右に 10 秒横さすり

ステップ 2▶▶▶ 眼筋さすり③

眉間《みけん》さすり

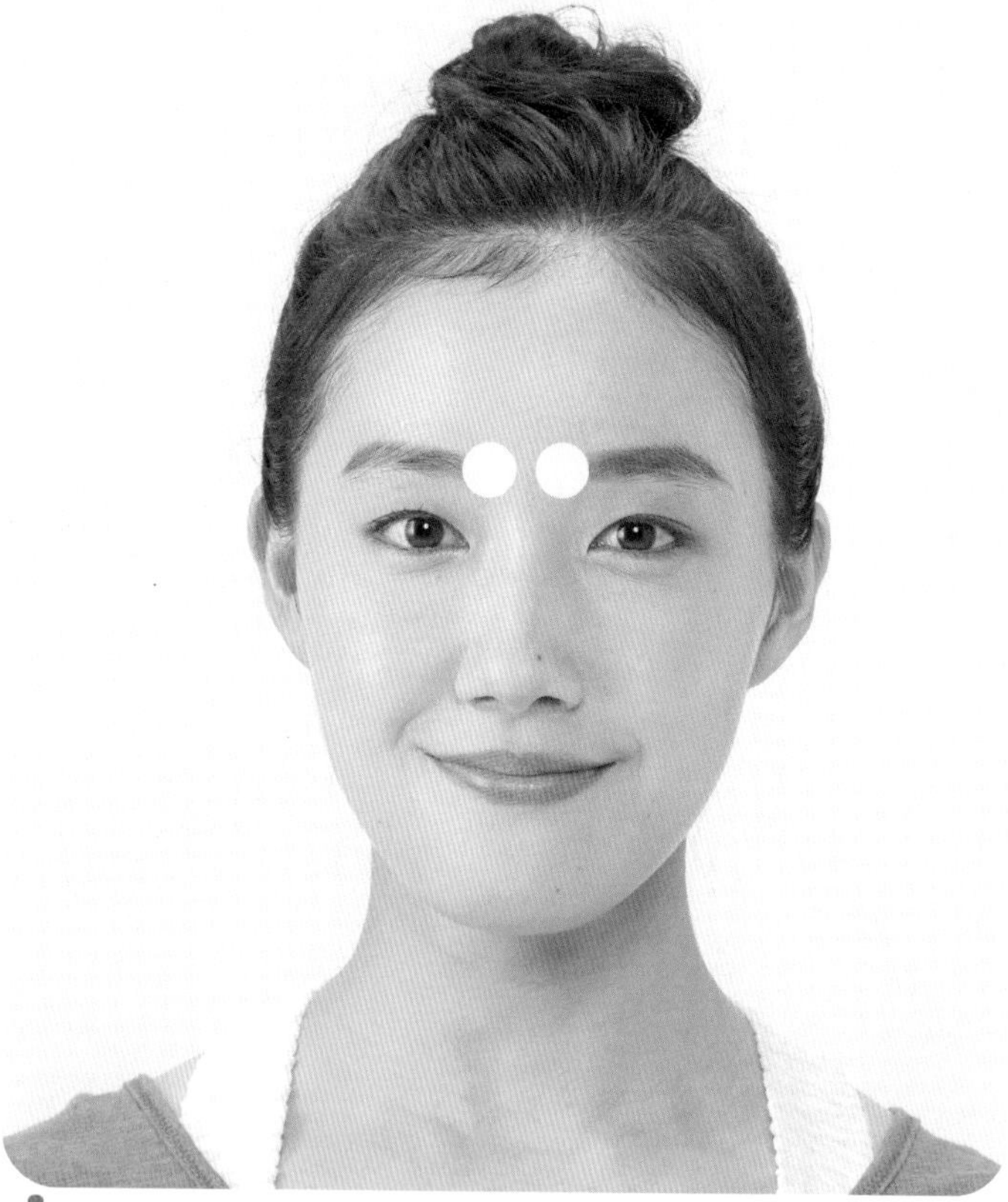

さするのは
この
ツボ

攢竹《さんちく》

位置

眉頭の陥凹部のあたり。

余分な房水を流すことで眼圧を低減。
ゆっくりていねいに刺激しましょう。

特に
効果あり!

緑内障

10秒

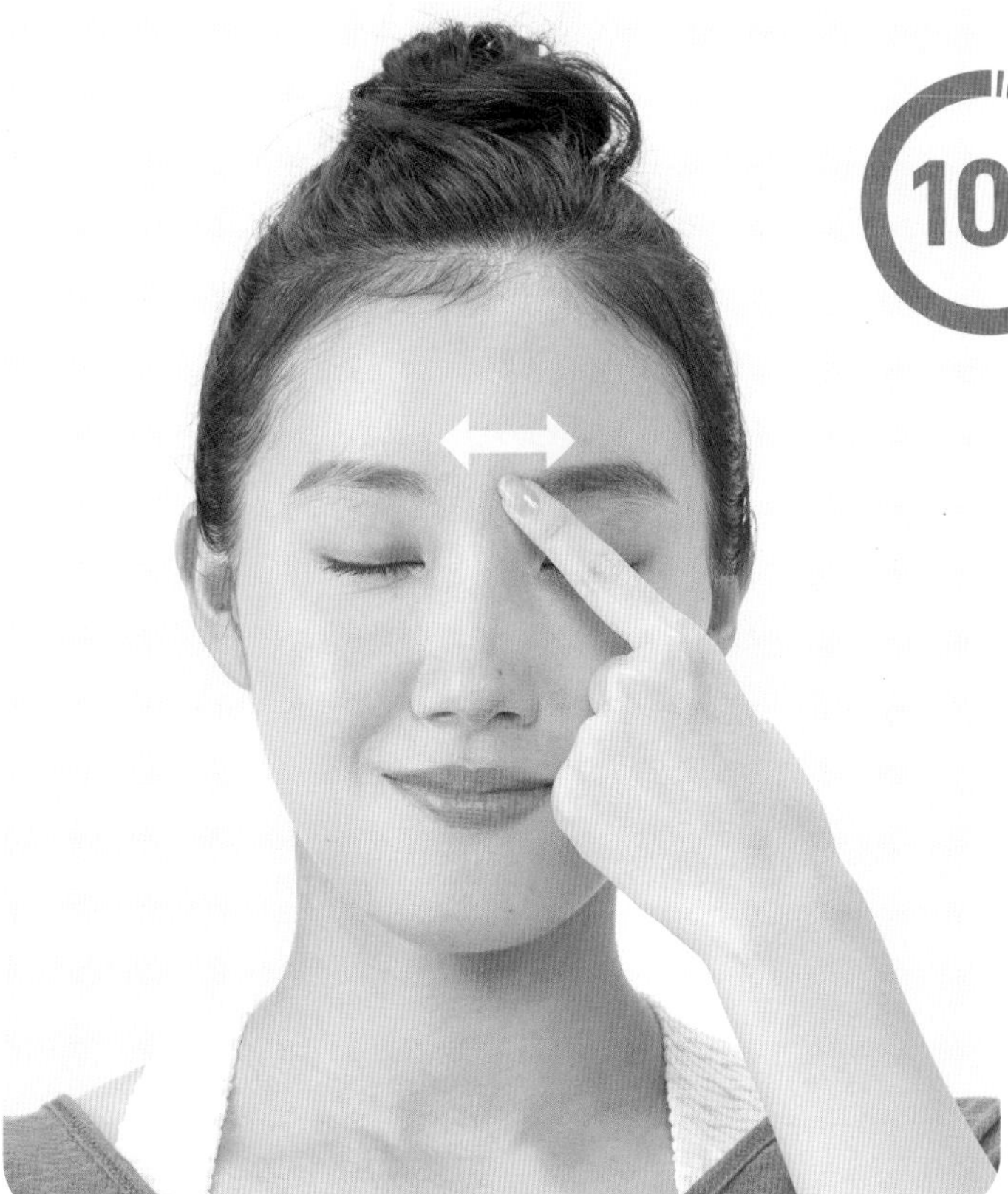

やり方

人さし指で片側ずつ 10 秒横さすり

ステップ 2▶▶▶ 眼筋さすり④

額《ひたい》さすり

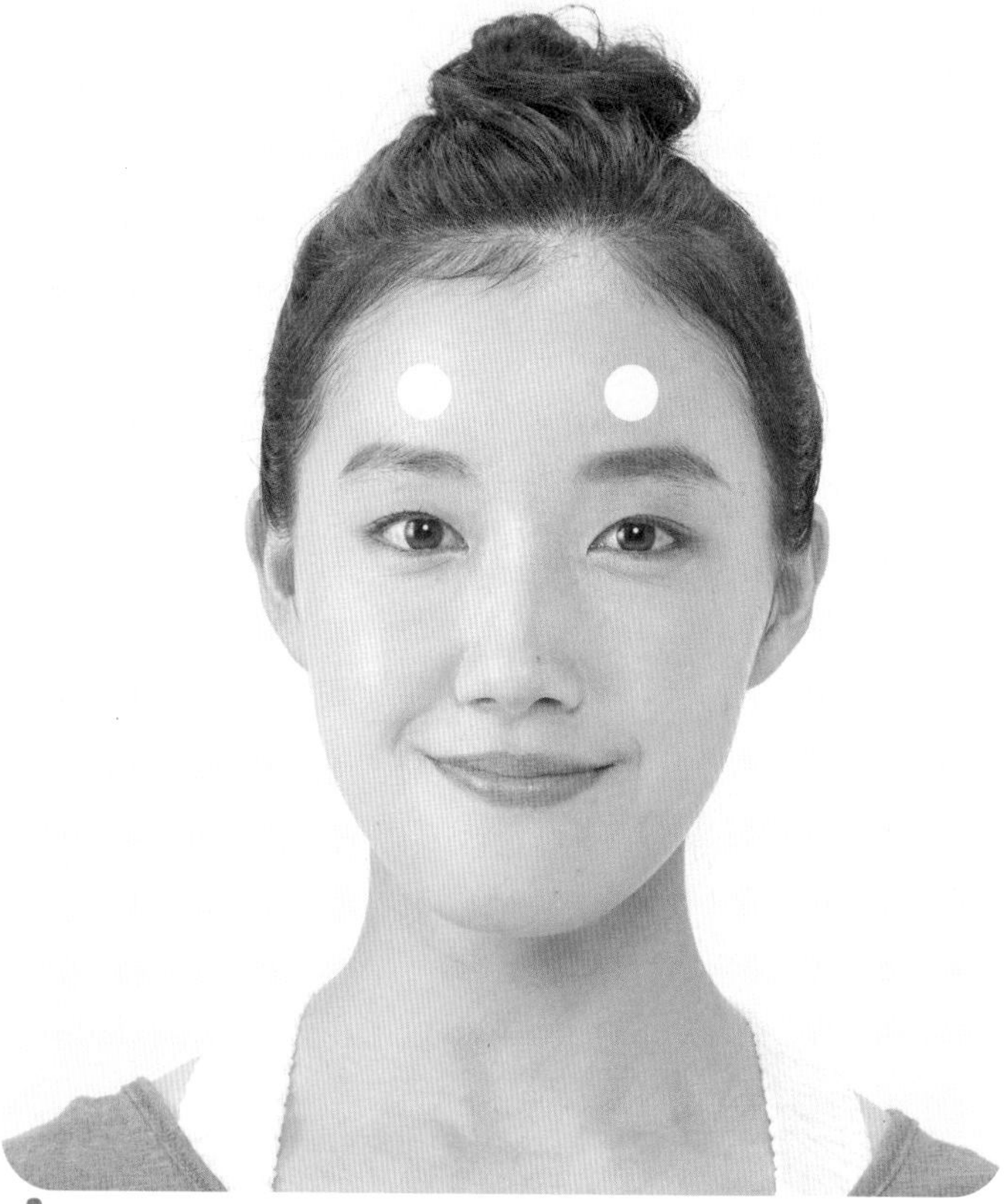

さするのは この ツボ

陽《よう》白《はく》

位置

眉毛の左右中央の上約2cmのあたり。

水晶体の濁りを抑制するとともに、
脳の疲れも癒やしましょう。

特に
効果あり!

白内障

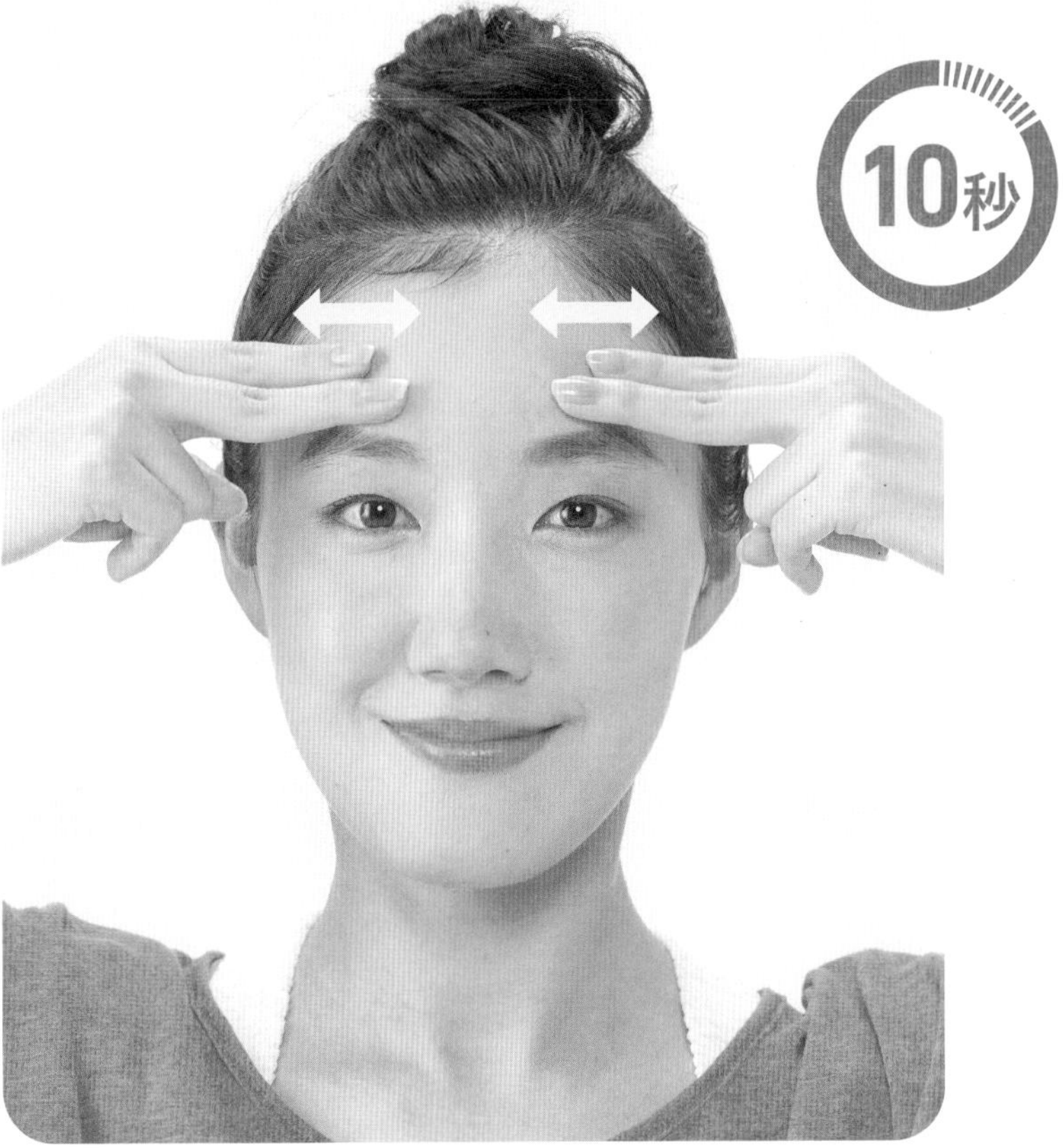

やり方

人さし指と中指で左右に10秒横さすり

目《め》頭《がしら》さすり

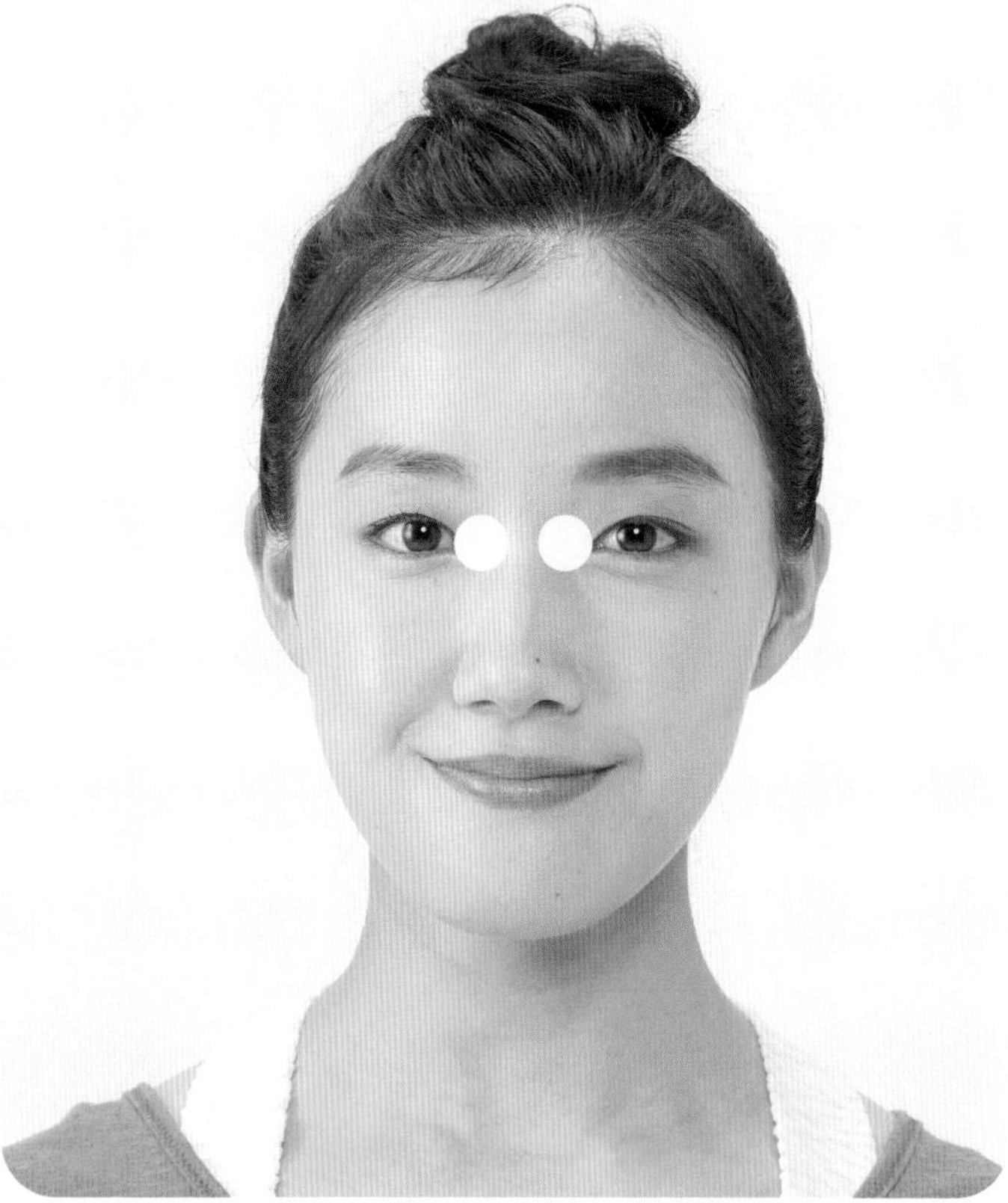

さするのは
このツボ

晴《せい》明《めい》

位置
目頭のすぐ横のあたり。

血流をスムーズにして、新生血管からの出血を防止しましょう。

特に効果あり!

黄斑変性症

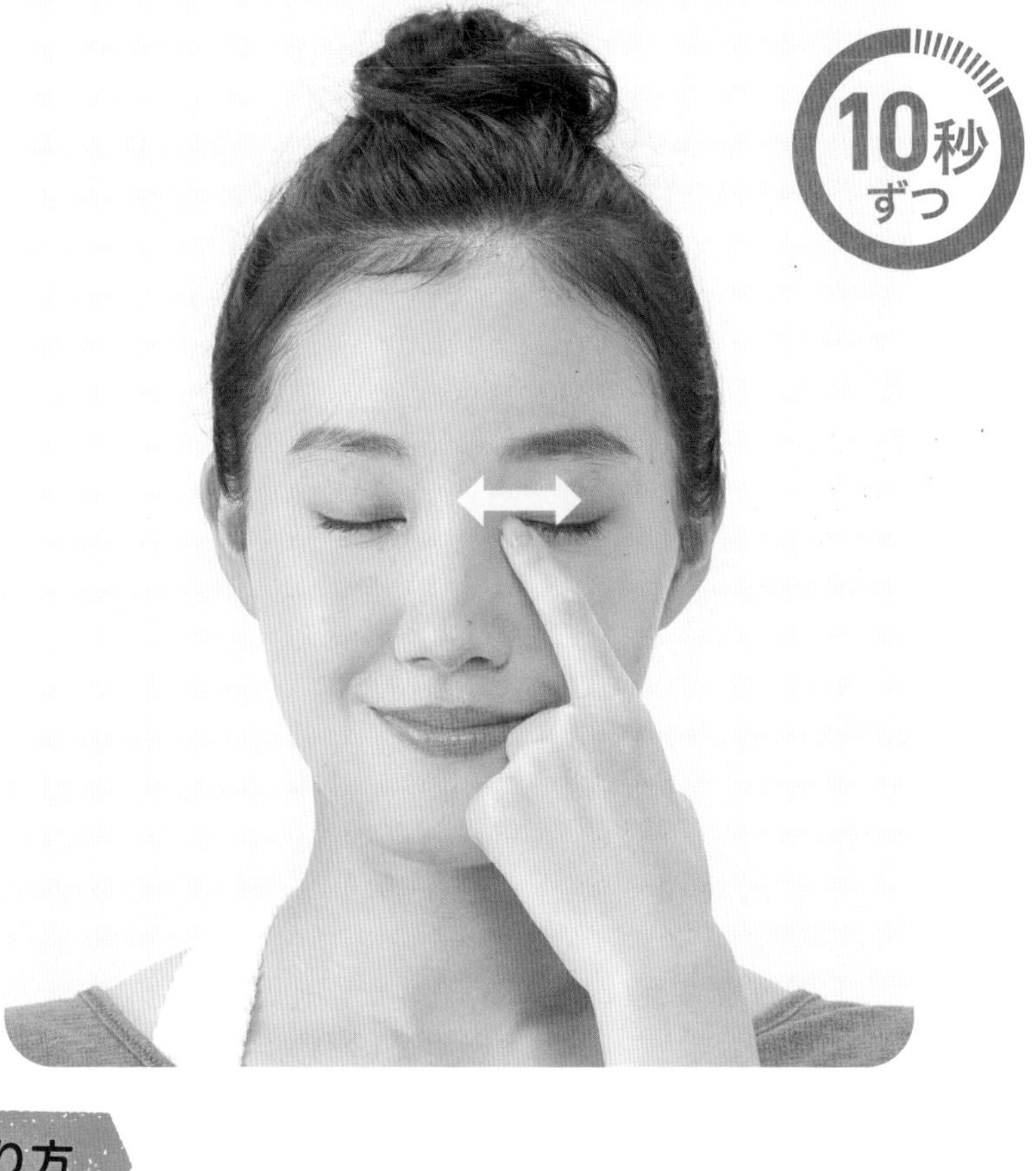

やり方

人さし指で片側ずつ 10 秒横さすり

目の下さすり

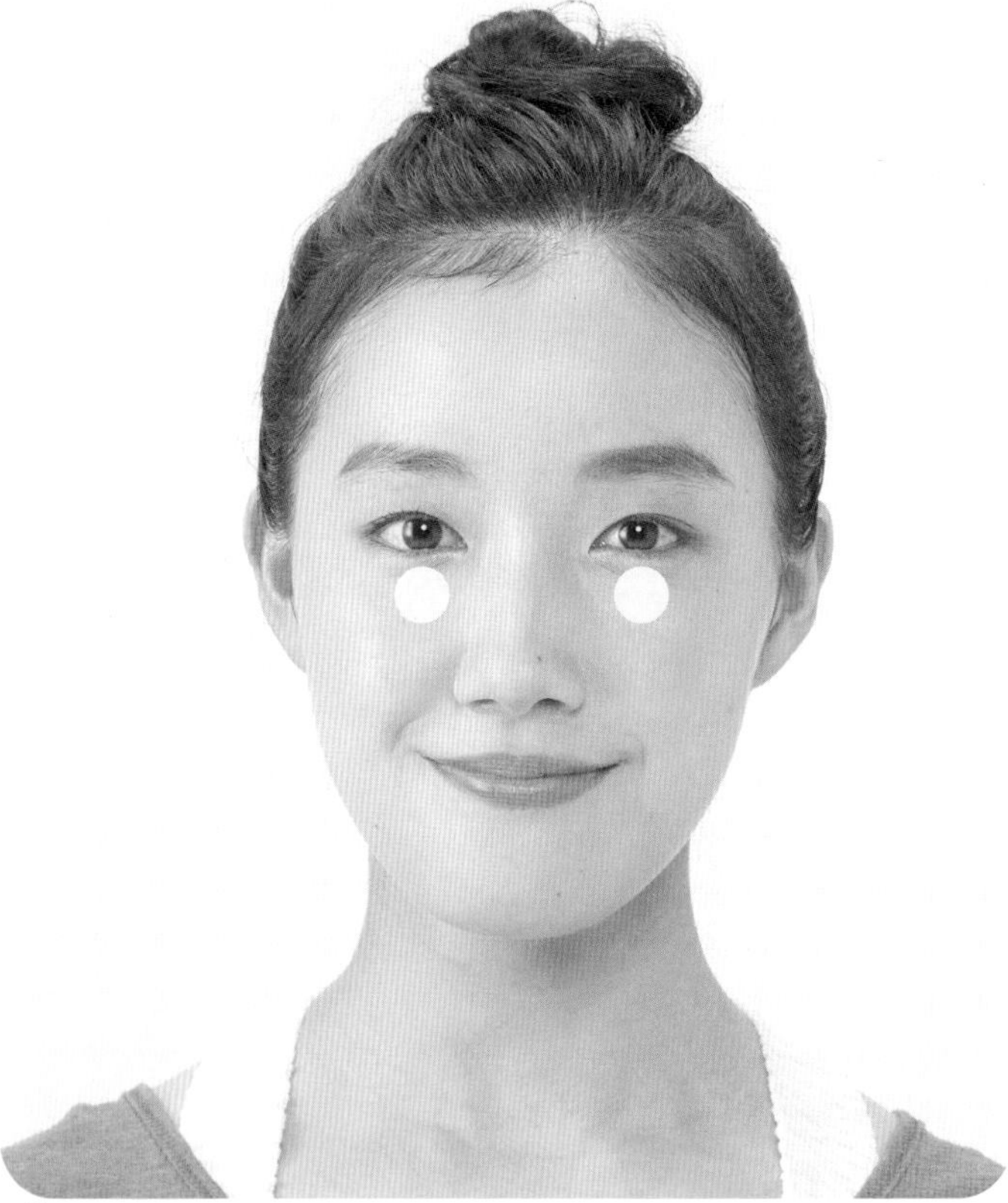

さするのは
この
ツボ

承《しょう》泣《きゅう》

位置
黒目の中央の下約 2cm の
あたり。

涙を促して、
眼精疲労や充血をやさしく解消！

特に効果あり！
ドライアイ 眼精疲労

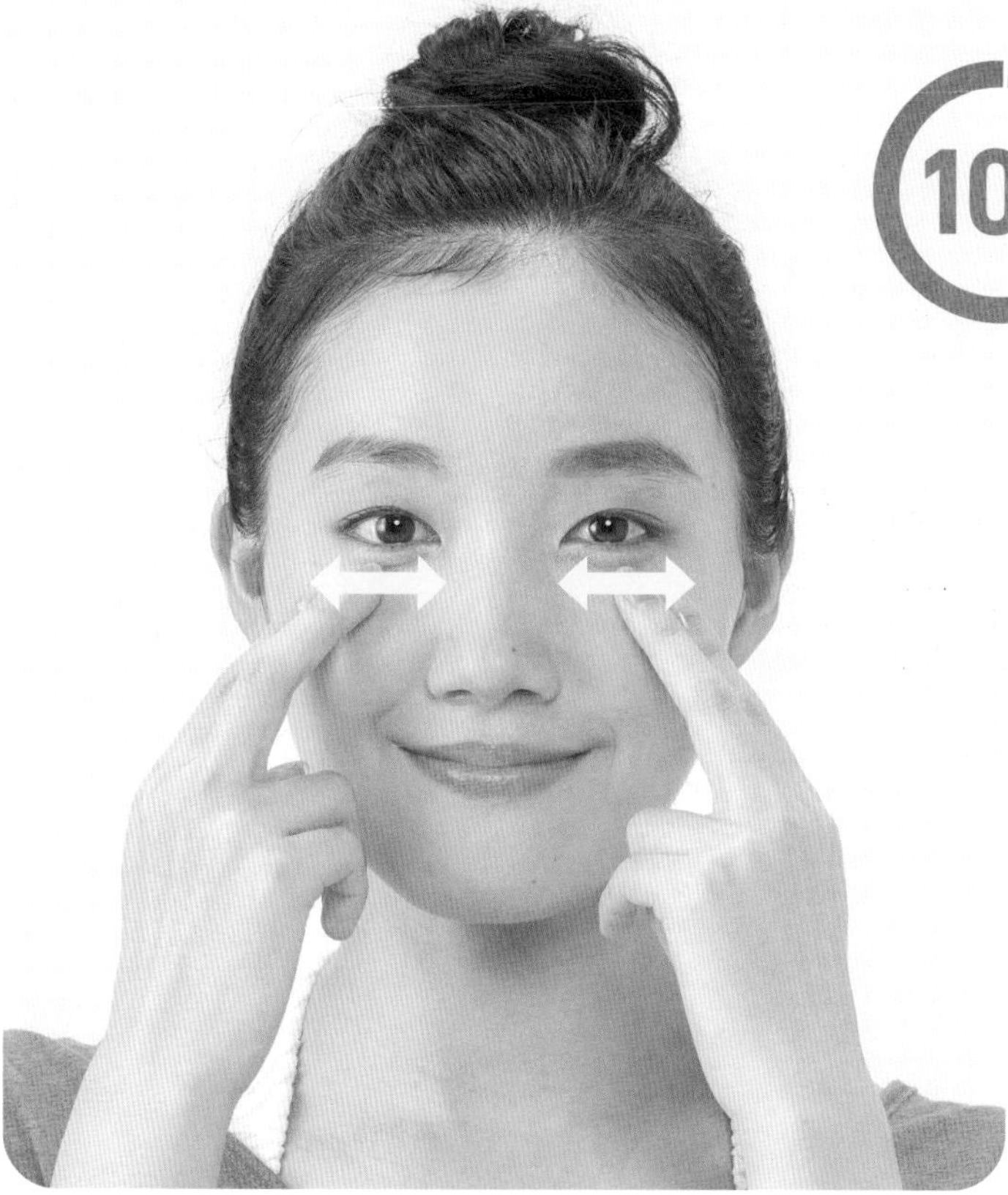

10秒

やり方

人さし指と中指で左右に10秒横さすり

ステップ 3▶▶▶ 眼筋トレーニング①

上下にギューッ

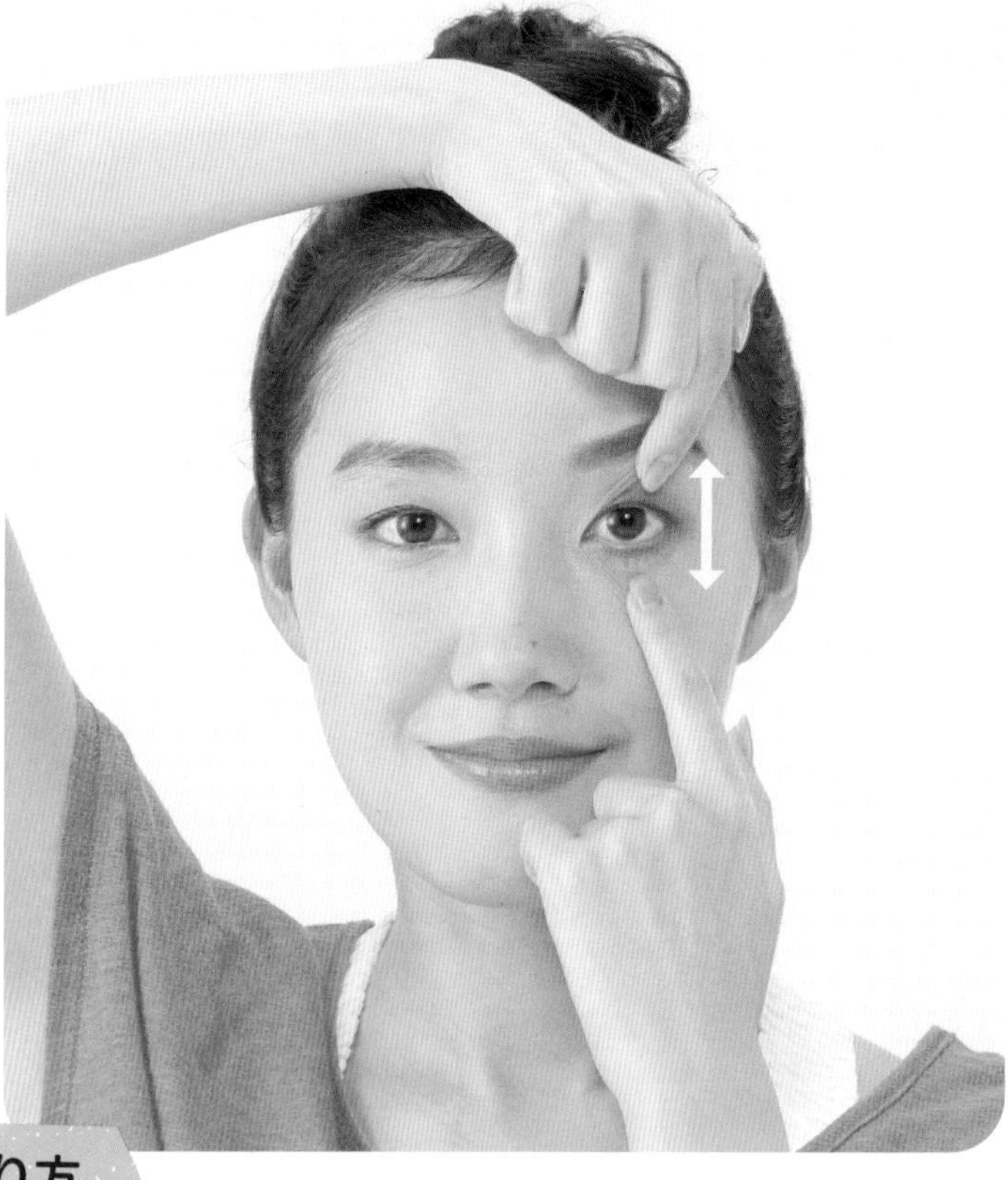

やり方

①目を閉じた状態から、指を目の上下にやさしく当て、目を開けようとする。
②閉じた目は指の力に抵抗して、目が開かないようにがんばる。

ステップ 3▶▶▶ 眼筋トレーニング②

左右にギューッ

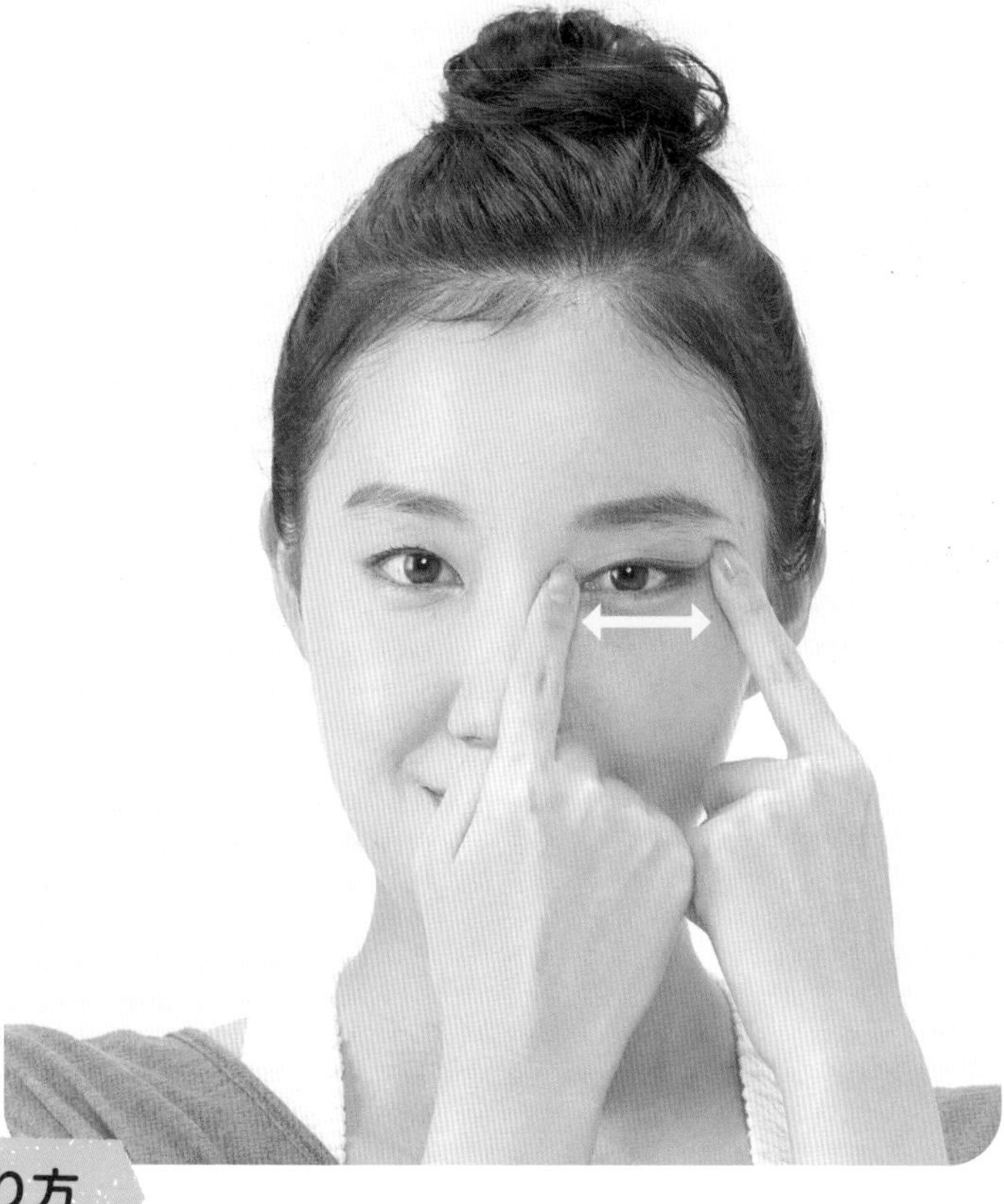

やり方

①目を開いた状態から、指を目の左右にやさしく当てて引っぱり、目を閉じようとする。

②開いた目は指の力に抵抗して、目が閉じないようにがんばる。

ステップ 3▶▶▶ 眼筋トレーニング③

右斜めにギューッ

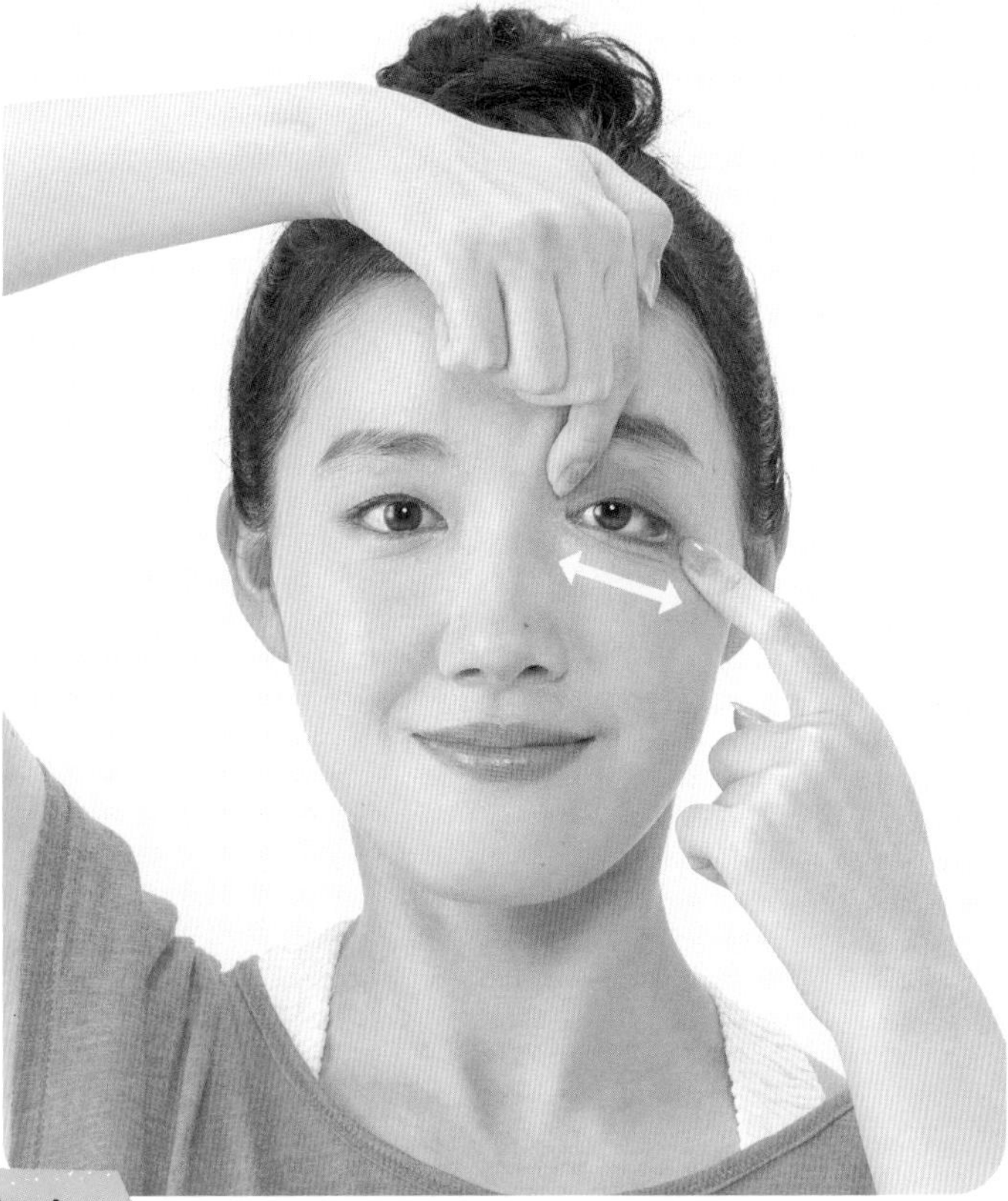

やり方

①目を閉じた状態から、指を目の右斜め方向にやさしく当てて引っぱり、目を開けようとする。

②閉じた目は指の力に抵抗して、目が開かないようにがんばる。

ステップ 3▶▶▶ 眼筋トレーニング④

左斜めにギューッ

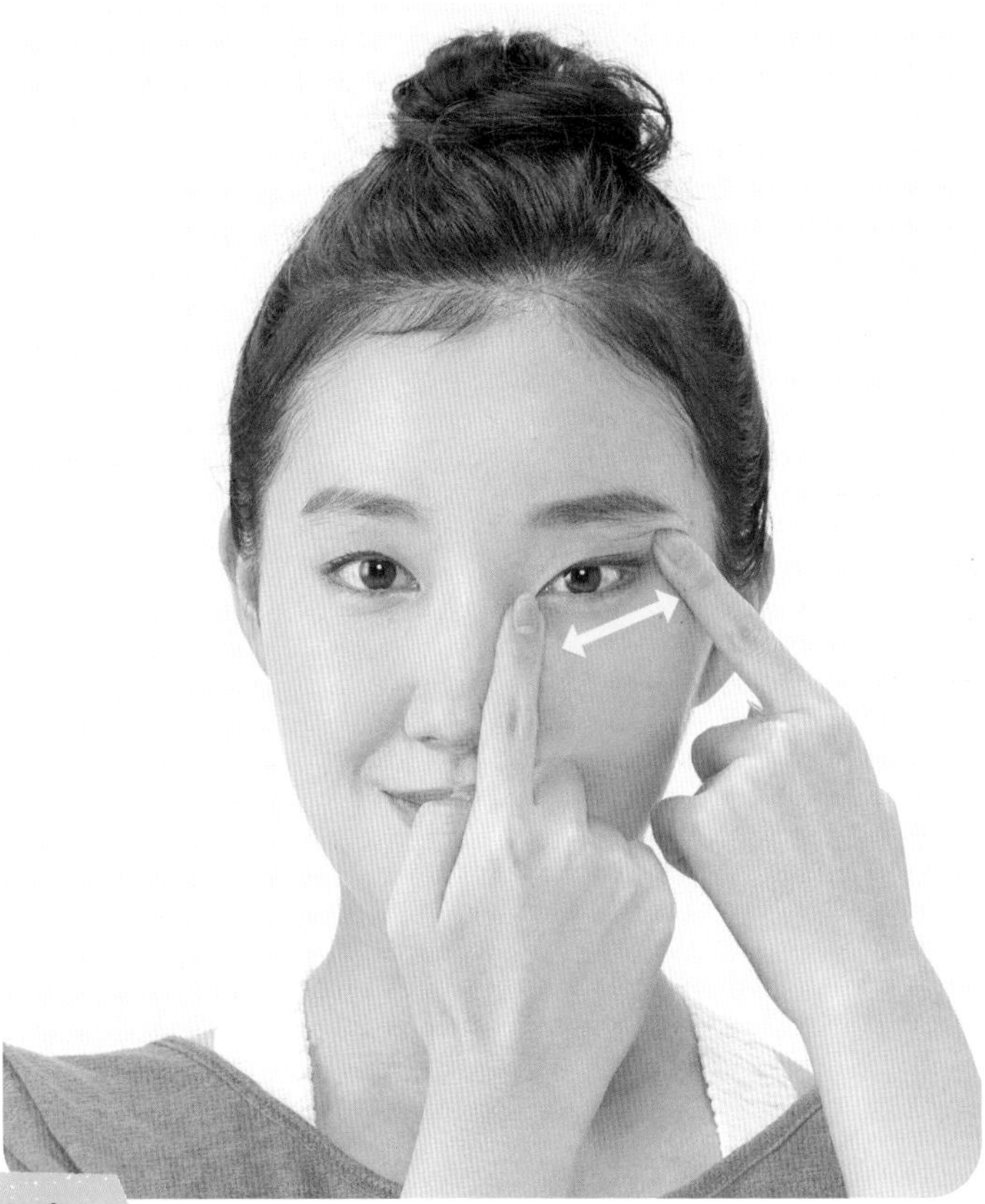

やり方

①目を閉じた状態から、指を目の左斜め方向にやさしく当てて引っぱり、目を開けようとする。
②閉じた目は指の力に抵抗して、目が開かないようにがんばる。

はい パッチリ！

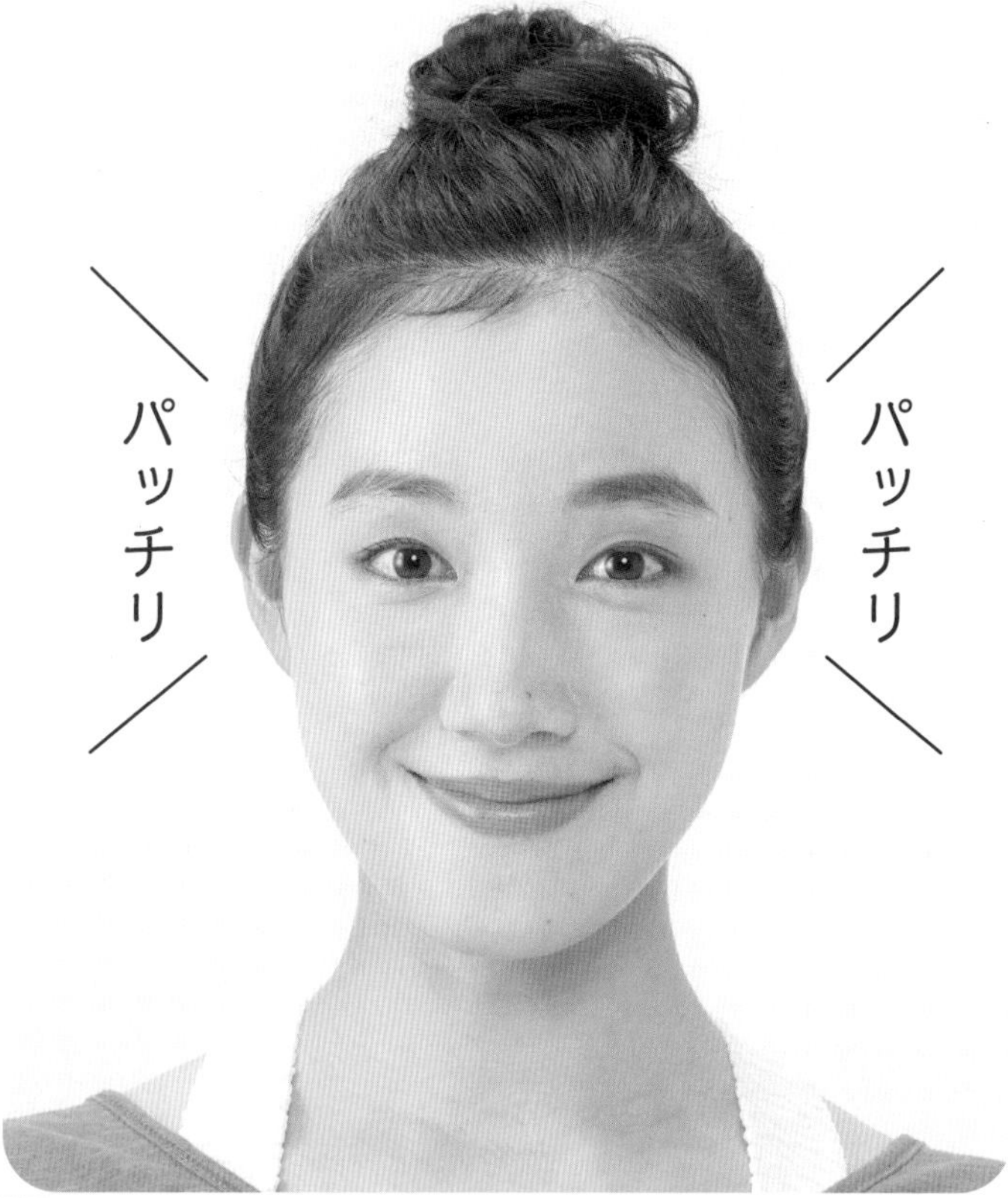

やり方

①もうこれ以上開かないところまで目をパッチリ開いて片目が終了。
②反対の目も同様に、上下・左右・斜めにギューッと行なう。

プラスアルファで▶▶▶

足ゆび・足うらマッサージ

足のうらにも目のツボ（ゾーン）があります。さらに、水分代謝を司《つかさど》る腎のツボ（ゾーン）も刺激しましょう。

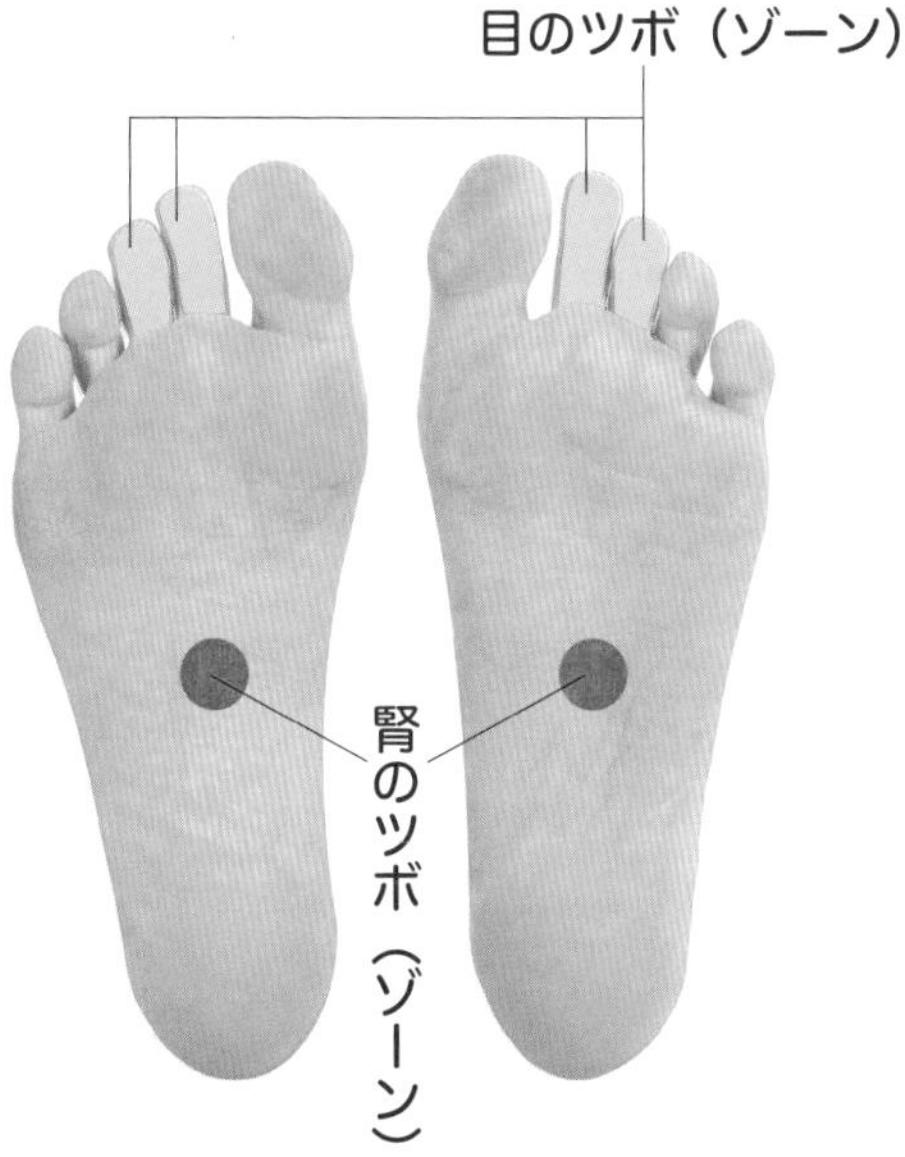

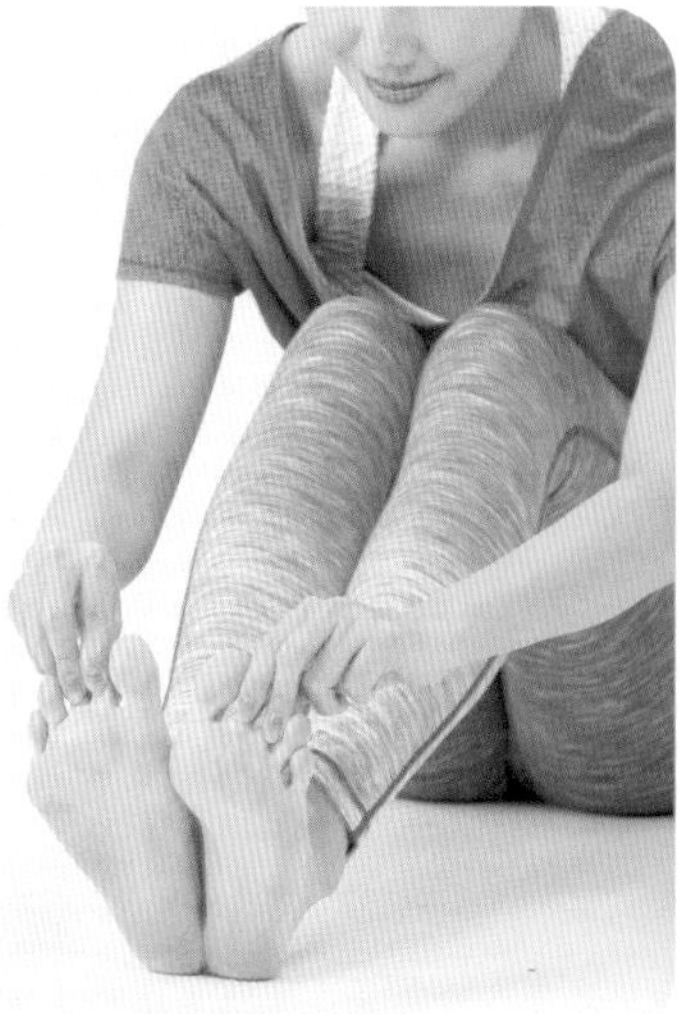

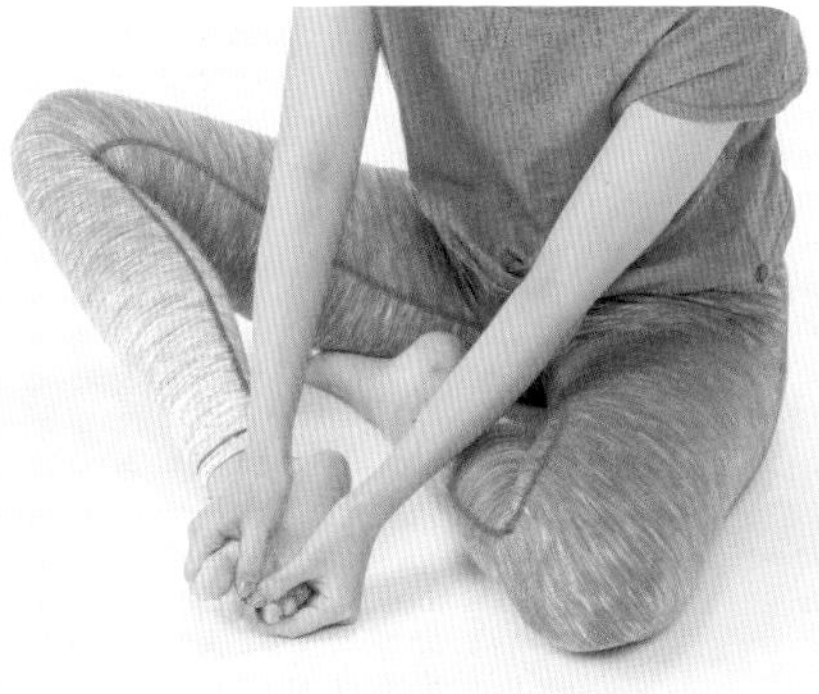

プラスアルファで ▶▶▶

中指もみ

10秒 3回

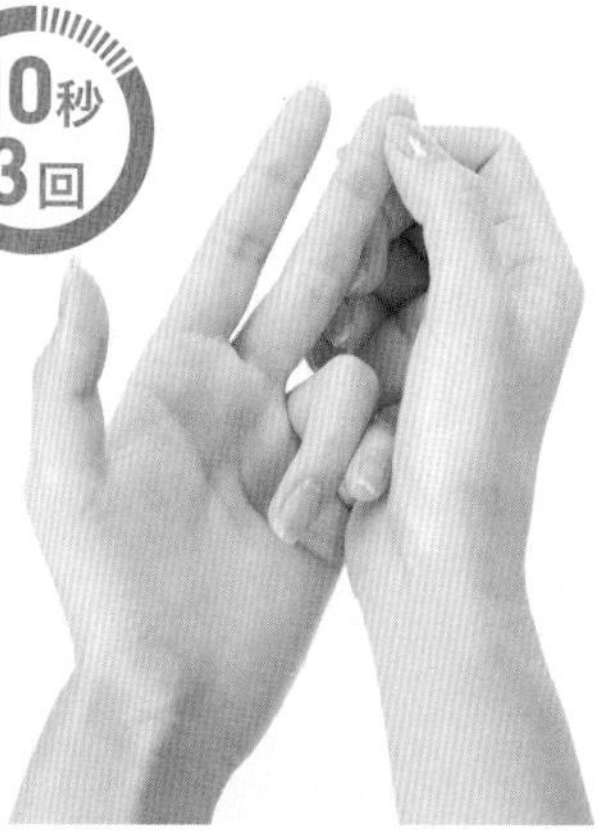

やり方

①「目」のゾーン（67 ページ参照）に爪を立てて 10 秒押します。

②これを 3 回繰り返します。反対の指も同様に。

特に効果あり! 目のトラブル全般

10秒 3回

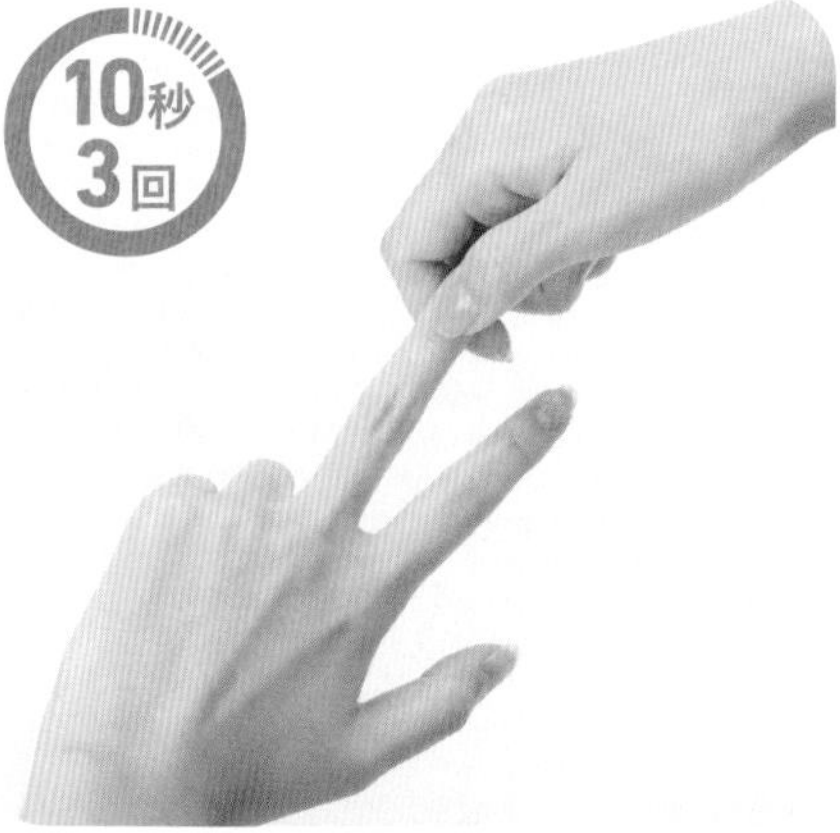

やり方

①「首」のゾーン（67 ページ参照）に爪を立てて 10 秒押します。

②これを 3 回繰り返します。反対の指も同様に。

特に効果あり! 緑内障

PART 4

今日から実践！
目によい「食習慣」

体にやさしい食生活は目にもよい

◆〝諸悪の根源〟は「食べすぎ」です

目のトラブルの改善には、「体によい生活」が必要です。「目だけは調子が悪くて、ほかの部分はすこぶる調子がよい」ということは、あまりないからです。

体全体の気《き》・血《けつ》・水《すい》の流れがうまくいっていないために体が不調をきたし、それが目にも出ているのです。当院で使用している「健康度チェック」のシートを次ページに示しますので、ご自身で診断してみてください。

「生活習慣」というと広い範囲になりますが、中でももっとも大切なのは、食生活です。私たち現代人は、明らかに「食べすぎ」なのです。そもそも人間の体は、空腹が自然な状態です。1日のうちに空腹の時間が少ない現代の生活は、胃腸を疲弊させ、排便も抑制されてしまいます。食べすぎは、気・血・水の流れを悪化させるので、目の健康にも悪影響を及ぼすと考えられます。

あなたの健康度は？

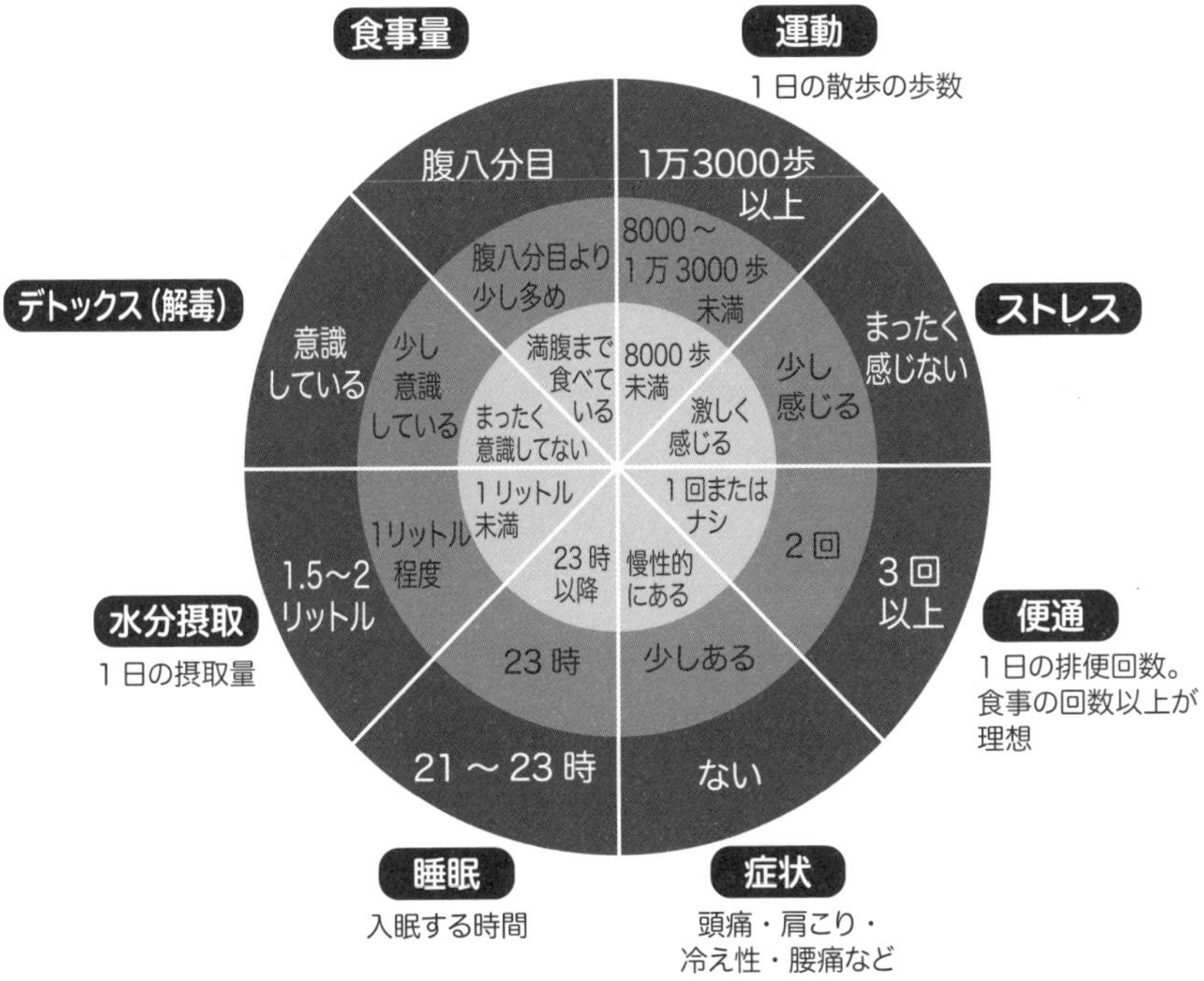

★計算方法

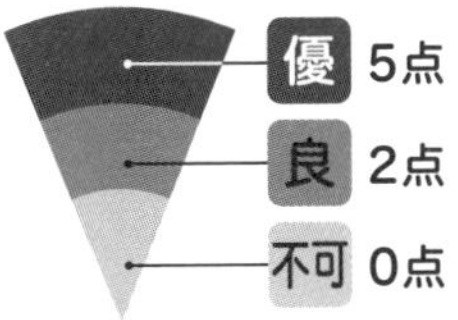

★評価基準

40～32点	健康度	優	あなたの健康度は高いと言えます。
31～20点	健康度	良	あなたの健康度は中程度。向上を心がけましょう。
0～19点	健康度	不良	まずは良、そして優になるように生活習慣を改善しましょう。

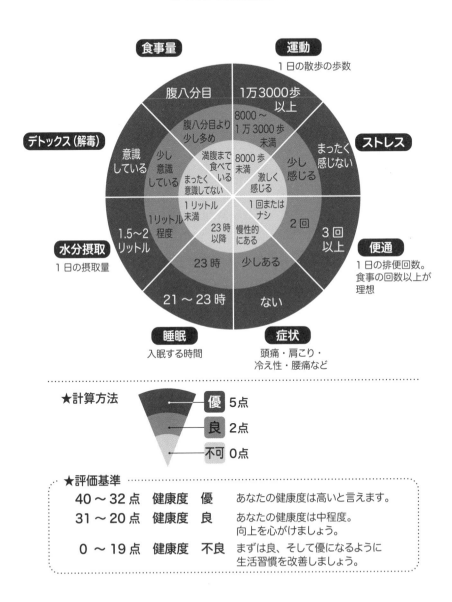

目の改善は「腸の改善」

◆腸を健康にする食生活の目安

「腸内細菌」という言葉をよく聞くようになりました。私たちの腸には約100兆個もの腸内細菌が棲息《せいそく》し、それらは善玉菌、悪玉菌、日和見菌《ひよりみきん》の3つに大別できます。健康な腸は3つの菌がバランスよく棲息し、善玉菌が活発に働き、悪玉菌と日和見菌は「悪さ」をしません。

健康な腸であれば排便もスムーズで、きれいな黄～茶色の便が出ます。悪臭もしません。腸の状態が悪くなると排便に苦労するようになり、便も黒く、臭くなります。

腸を健康にする食生活の目安としては、まず、主食と副食のバランスを5対5にします。副食のうち3が野菜、1が小魚などの動物性タンパク質、残りの1は納豆などの植物性タンパク質です。左図は、常食したい食べ物と避けたい食べ物を示したフードピラミッドです。時々この図を確認しながら、以降を読み進めてください。

健康によいフードピラミッド

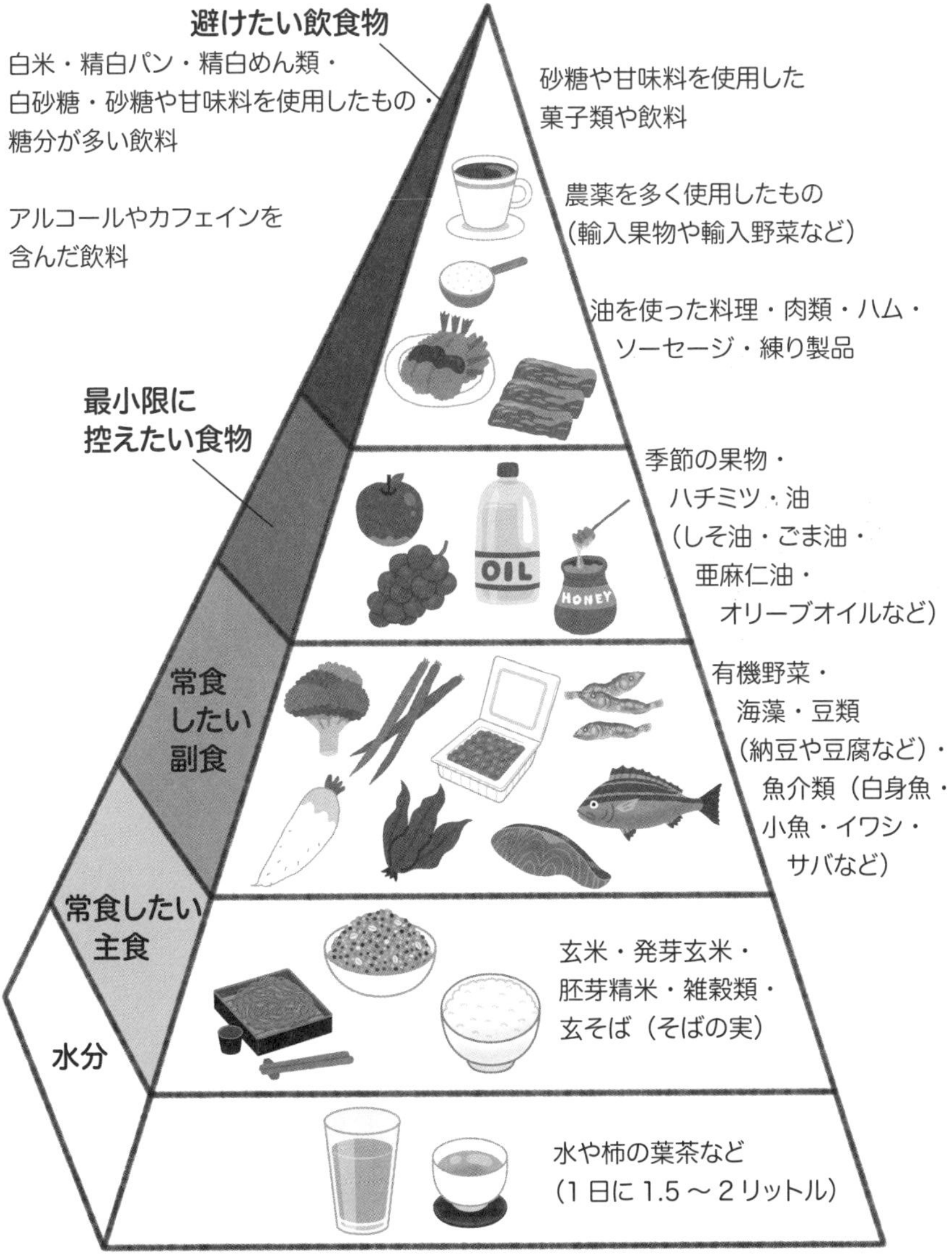
避けたい飲食物
白米・精白パン・精白めん類・
白砂糖・砂糖や甘味料を使用したもの・
糖分が多い飲料
アルコールやカフェインを
含んだ飲料
砂糖や甘味料を使用した
菓子類や飲料
農薬を多く使用したもの
（輸入果物や輸入野菜など）
油を使った料理・肉類・ハム・
ソーセージ・練り製品
最小限に
控えたい食物
季節の果物・
ハチミツ・油
（しそ油・ごま油・
亜麻仁油・
オリーブオイルなど）
OIL
HONEY
常食
したい
副食
有機野菜・
海藻・豆類
（納豆や豆腐など）・
魚介類（白身魚・
小魚・イワシ・
サバなど）
常食したい
主食
玄米・発芽玄米・
胚芽精米・雑穀類・
玄そば（そばの実）
水分
水や柿の葉茶など
（1日に1.5～2リットル）

目によい食習慣①

悪いものを避ける

◆血液をドロドロにするものをやめましょう

腸にやさしい食習慣とは、血液をサラサラにする食習慣です。血液をサラサラにしておけば、血流がスムーズになり、目のトラブル解消にも効果が現れます。

目によい食習慣を実践するにあたって、最初に行ないたいのは、体に悪いものを理解し、それを避けることです。

①酒・たばこ

アルコール類は利尿作用があり、血液をドロドロにします。また、アルコールの害は神経毒なので、目によくありません。喫煙は血管を収縮させるので、血流が悪くなります。動脈硬化が進行し、眼圧が上昇する一因にもなります。体内のビタミンCを大量に消費する点も、目の健康にとってはマイナスに働きます。

②甘いもの・脂っこいもの

この2つは、血液をドロドロにする筆頭で、目だけではなく、全身の健康を損ないます。目にトラブルを抱えている人は、ケーキや菓子パンなどの甘いもののほか、揚げ物などの脂っこい食材を避けて、糖分が控えめの菓子や野菜の煮物にするなど、精白糖や油脂をできるだけ摂らない食生活に切り替えていきましょう。

また、市販の食品には、菓子でなくても精白糖が大量に使われているので要注意です。たとえば惣菜のコロッケには、精白糖とラードがたっぷり入っているものもあると聞きます。加工食品は、往々にして油脂類と糖類が多いものですから、意図せず大量の油脂類と糖類を摂取していることがあるので、注意が必要です。

③肉類

肉食は善玉菌の働きを抑制して悪玉菌の働きを活発にし、それによって日和見菌までもが悪玉菌のような動きをしはじめてしまい、腸内細菌叢《さいきんそう》（腸内に棲息する細菌の集団）のバランスが崩れてしまいます。悪玉菌はがんの原因になると言われています。

また、腸内環境が悪化すると便秘になり、宿便《しゅくべん》が溜まります。便が腸の中で腐敗してアミン類がつくられると、腸内細菌叢のバランスを乱します。さらに、老廃物や毒素が腸から再び吸収され、いわば「汚れた血液」が全身をめぐってしまいます。

④そのほかに避けたい食品

▼白米・精白パン・精白めん類
精白した米や小麦粉は、食後の血糖値が上昇しやすい。

▼ハム・ソーセージなどの加工品や練り製品
油脂類が多量に使われている。化学調味料や食品添加物も多く含まれる。

▼コーヒー・紅茶・ウーロン茶など
カフェインが多く含まれる。利尿作用があり、血液をドロドロにする。不整脈や不眠の原因になるとも言われる。

▼清涼飲料水・スポーツドリンク　糖分がとても多い。

▼水道水　化学物質や金属類が含まれている。

▼果物・純粋ハチミツ　ショ糖とは異なるが、ほかの糖分が多く含まれている。

目のトラブルの予防・改善に効果が期待できる食事

常食したい主食

玄米・発芽玄米　胚芽精米
雑穀類　玄そば（そばの実）
未精白パン　など

常食したい副食

有機野菜　海藻類（昆布など）
豆類　魚介類（白身魚・小魚・いわし・さばなど）　濾過《ろか》した水　薬草茶（柿の葉茶など）
など

最小限に控えたい食物

季節の果物　純粋ハチミツ
油脂類（しそ油・ごま油・亜麻仁油・オリーブオイルなど）
など

避けたい飲食物

白米　精白パン　精白めん類
肉類　ハム　ソーセージ　練り製品　天ぷら　フライ　白砂糖
化学調味料　コーヒー　紅茶
ココア　清涼飲料水　スポーツドリンク　アイスクリーム　菓子類　食品添加物　着色料　甘味料　水道水　アルコール類
など

目によい食習慣②

主食は玄米、副食は3・1・1

◆玄米菜食を心がけましょう

私たち日本人には、玄米＋野菜＋海藻を中心とした玄米菜食が適しています。

玄米は、栄養素が豊富かつバランスの取れた食品です。味覚の点で、精白米は脂質の多い食品とよく合うのですが、玄米は脂っこい料理とはあまり合いませんから、玄米食にすると自然と油脂の摂取が控えられます。また、食後血糖値の乱高下も抑制できます。

玄米を食べることで胃腸に負担を感じる場合は、胚《はい》芽《が》米や分《ぶ》づき米にしてもよいでしょう。雑穀類を混ぜると、食感や味わいに変化が生まれます。

玄米と白米の栄養素の比較

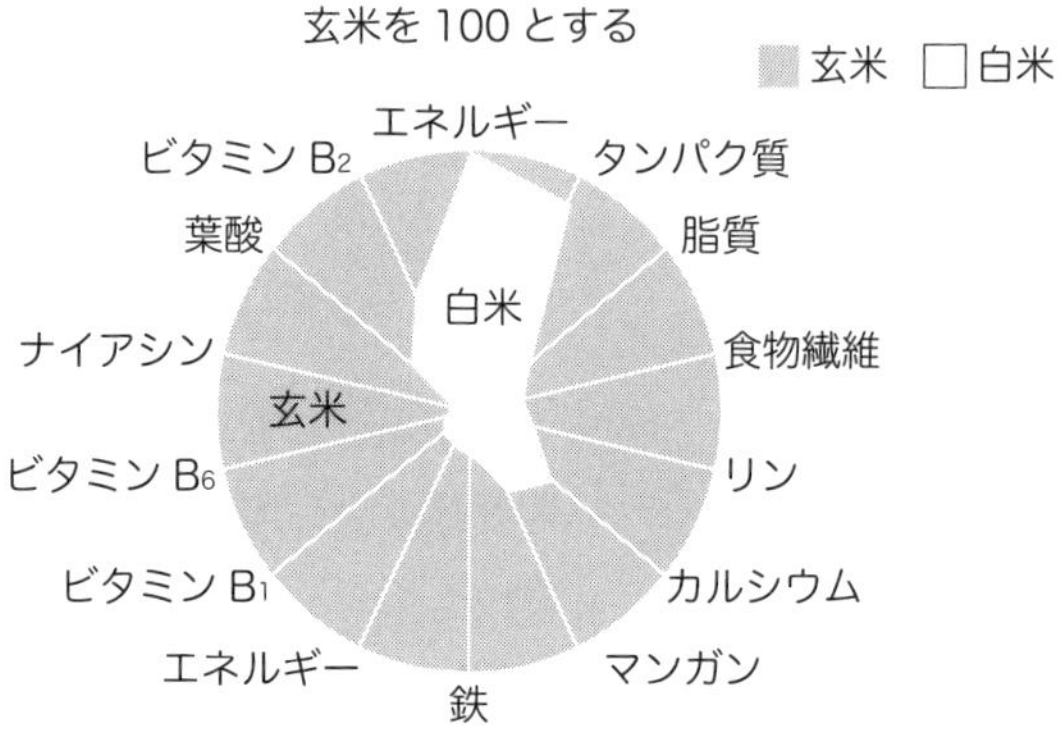

◆生水か柿の葉茶を1・5〜2リットル

目と体の健康のため、血液をサラサラにするには、一定量の水分が必要です。また、血液自体をつくるにも、水分は不可欠です。体内の水分が不足すると、腎臓は尿をもう一度濾過《ろか》し、水分を保とうとします。起床後すぐの尿や午前中の尿は再濾過された尿で、老廃物が多く含まれているので、できるだけ早く排泄《はいせつ》するために、特に午前中は積極的に水分を摂るようにしましょう。

では、水分は何から摂ればよいのでしょうか？　いちばんよいのは生水です。ただし、水道水には化学物質や不純物が含まれていますので、浄水器や整水器、蒸留水器を通した水を飲むようにしてください。市販のミネラルウォーターでもよいでしょう。

特におすすめしたいのは、「柿の葉茶」です。乾燥させた柿の葉で淹《い》れたお茶で、天然のビタミンCが多く含まれています。量の目安は、食事以外に1・5〜2リットルです。午前中に約3分の2を、そして、午後3時以降は少なめにしましょう。一気に飲んでも水分は血液に入りませんので、少しずつ飲んで、望ましい量をしっかりと確保したいものです。

◆副食のバランスは3・1・1

ここで、1回の食事のバランスについて説明します。

すでに述べたように、主食と副食のバランスは、5対5を目指します。ここで言うバランスとは重量のことですが、だいたいで構いません。

副食は、野菜類3、動物性タンパク質1、植物性タンパク質1の割合にしましょう。野菜類とは煮物やサラダのことです。海藻もこれに含みます。動物性タンパク質は肉ではなく、小魚が望ましいと言えます。そして、植物性タンパク質として大豆製品を添えます。

糖尿病の人や血糖値が高めの人には、糖質制限食がすすめられますが、糖質制限食は相対的に脂肪やタンパク質の摂取が増えることが多く、逆に健康寿命の短縮や心疾患、痛風、腎臓病、アレルギー症状、がんの増加につながるという指摘もあります。その意味でも、前節で挙げた食品を避け、本節で説明した「5・3・1・1」の食事法がおすすめです（持病がある人は自分だけで判断せず、医師や管理栄養士に相談の上、適切に対処してください）。

理想的な食事バランス

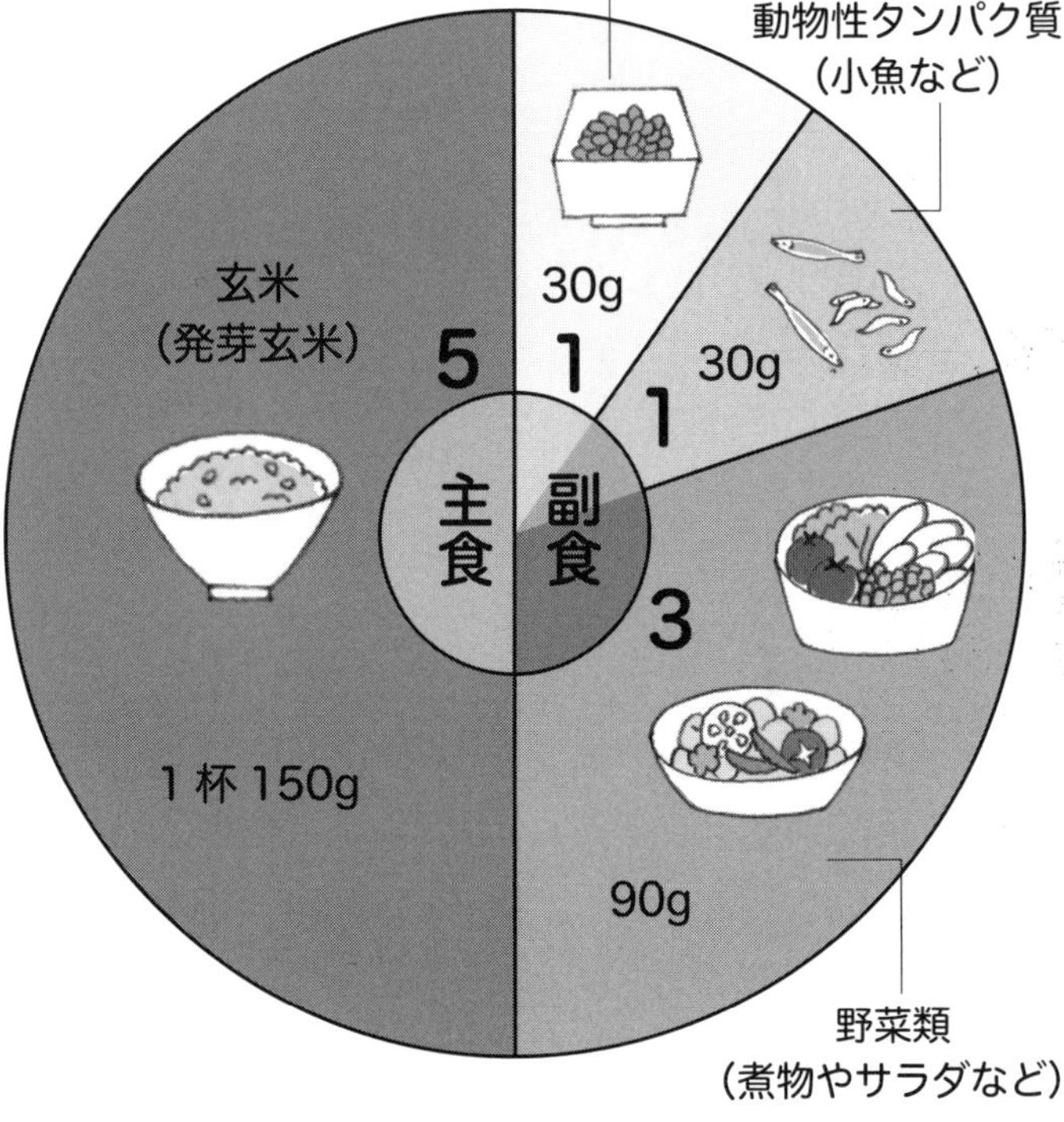

植物性タンパク質（納豆などの大豆製品）
動物性タンパク質
（小魚など）
玄米
（発芽玄米）
5
1
30g
30g
1
主食
副食
3
1杯150g
90g
野菜類
（煮物やサラダなど）

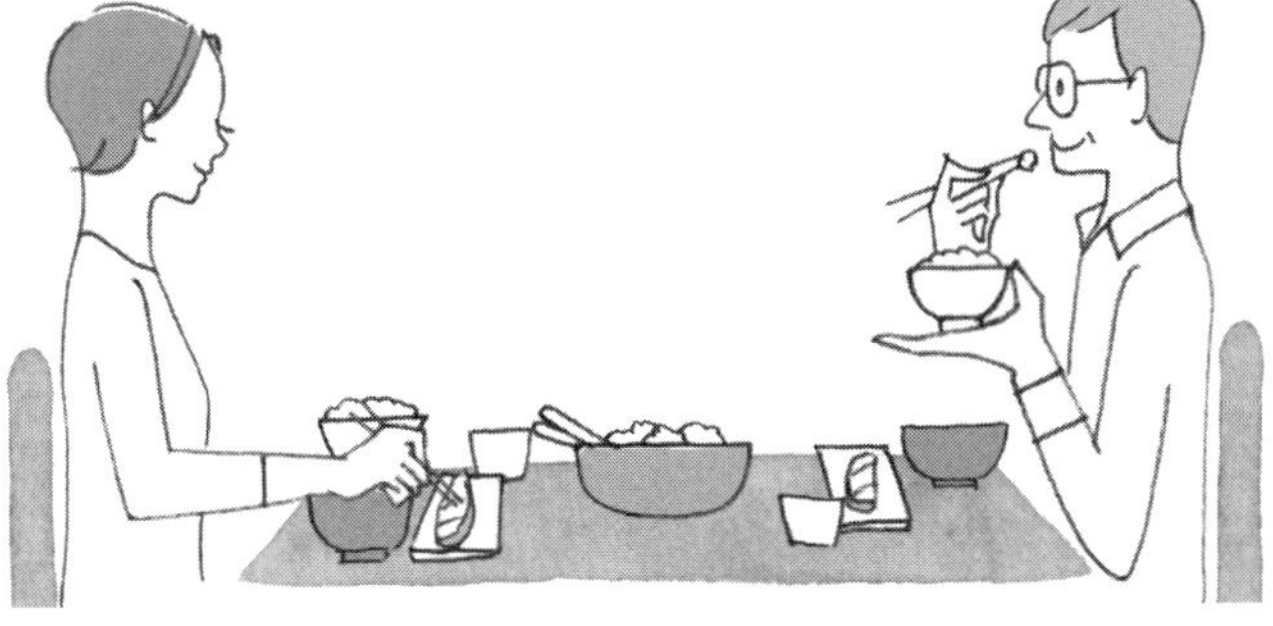

「腹八分目」と「1日2食」

◆3ステップで徐々に体を慣らしていきましょう

目のトラブルを改善するには、1日3食ではなく、「1日2食」の食生活が望ましいでしょう。「そんなのできない！」と不安に思われるかもしれませんが、大丈夫です。2食に無理なく移行するために、次の3つのステップを踏むことをおすすめします。

ステップ1は「間食や夜食の中止」です。習慣化している人にはつらいかもしれませんが、10日もすれば慣れますし、体の調子もよくなることが多いものです。

ステップ2は「腹八分目」です。「もう少し食べたいな」というところでやめましょう。一つひとつの料理の量を多くしないことも大切です。

そしてステップ3は「朝食抜き＋発芽玄米ジュースか野菜ジュース」です。発芽玄米ジュースは排便や排尿を促す手づくり健康飲料。106ページで詳しいつくり方を紹介します。

◆少食のよいところ① 2割の減食で加齢白内障の発症が半減

「腹八分目に病なし」という言葉があります。昔の人は、少食のほうが体の調子がいいということを体感していたのでしょう。

たとえば、スポーツの前に満腹にはしませんよね。満腹でないほうがパフォーマンスが上がるからです。また、大事な面会などの前に、たくさん食べる人も少ないのではないでしょうか？　満腹で頭や体が思うように働かなくなっては困ります。やはり満腹は、あまりよい結果を生まないようです。目のトラブルや病気には、肥満や脂質異常症、高血圧などが強く影響します。肥満の解決には、やはり少食がよいのです。

加齢白内障に似た病変を引き起こすようにしたエモリーマウスによる実験によれば、食事の量を2割減らした群は、そうでない群に比べて加齢白内障に似た症状の発症が、半分以下に抑えられたということです。2割減、つまり「腹八分目」で、目の健康が維持・増進されるということです。

少食で大切なのは、質のよい食品で栄養素を摂取することです。体は食べるものでつくられるので、摂取するものの質にも気を使いたいものです。

◆少食のよいところ②　健康寿命が延びる

ラットを使ったある研究で、食事の量を２割減らした群と、そうでない群を比べたとき、食事量を減らした群のほうが寿命が長くなったという結果が出ています。

さらに、通常より早く老化するようにされたマウスを使っても、食事量を４割減量すれば、寿命が延びるという結果が出ています。食事を減らしたほうが長生きできるという結果は、人間にもっとも近いとされるアカゲザルでも確認されています。

長寿には遺伝子が関係しています。長寿に関係する遺伝子は30個以上発見されていますが、中でも注目されているのが「Ｓｉｒ２《サーツー》」遺伝子です。この遺伝子のスイッチを入れることができれば長生きできると言われているのですが、そのためには、エサを少なくし、また外気温を低くするのだそうです。

つまりそれは、摂取カロリーを控えるということで、少食は、長寿遺伝子「Ｓｉｒ２」を活性化させるカギとなるかもしれません。また、17年にわたって摂取カロリーを３割減らしたサルは、そうでないサルに比べて、肌の色つやがよく、またシワも少ないという結果もあります。

◆少食のよいところ③　食事量を4割減らせば腎障害が減る

食事の量を4割減らしたマウスの実験では、腎障害がほぼ完全に抑制されたという結果が出ています。一般に、腎臓の機能は加齢によって衰えます。これは、腎機能の中心の糸球体《しきゅうたい》が硬くなるからです。さらに、炎症を起こすと、正しい機能を持つ糸球体の数は減少します。

腎臓の機能とは、血液中から不要な塩分や老廃物を濾《こ》し取ることで、これは生命維持に欠かせないものです。正常な機能を持った糸球体を保つことは、健康に長生きするために必須と言えるでしょう。先のマウスの実験結果から、腎機能の保持のためにも少食がよいと言えると思います。

少食を実践する際には、よく噛んでください。噛まずに食べると、胃はもちろん、内臓に負担を与えることになります。

リバウンドを防ぐためには、時折、解禁日を設けても構いません。しかし不思議なもので、次第に解禁日の満腹感のほうがつらく感じるようになりますから、「腹八分目」が自然に無理なく実践できるようになっていきます。

発芽玄米ジュースのつくり方

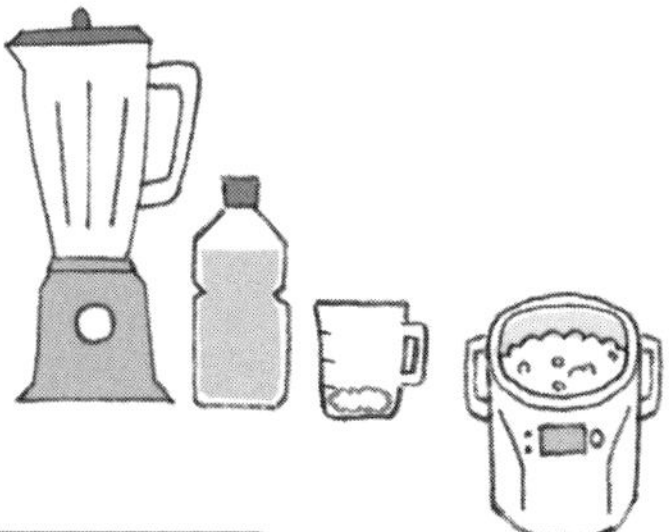

用意するもの

ミキサー

発芽玄米が簡単につくれる機器も市販されています。

材料

水：180mL

発芽玄米：1/4 カップ

つくり方

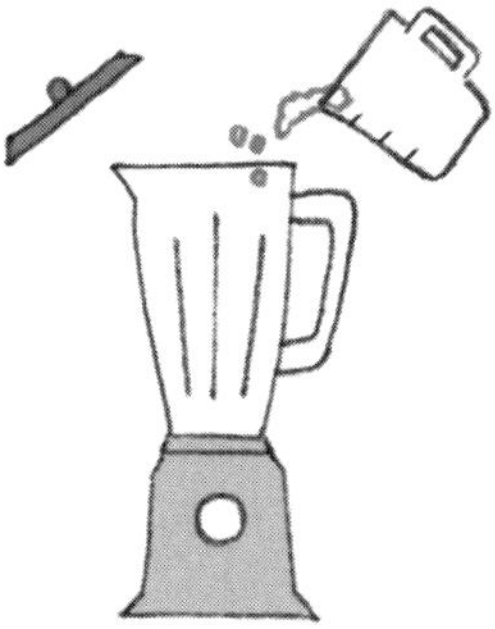

1

発芽玄米はよく洗って、ミキサーに入れる。

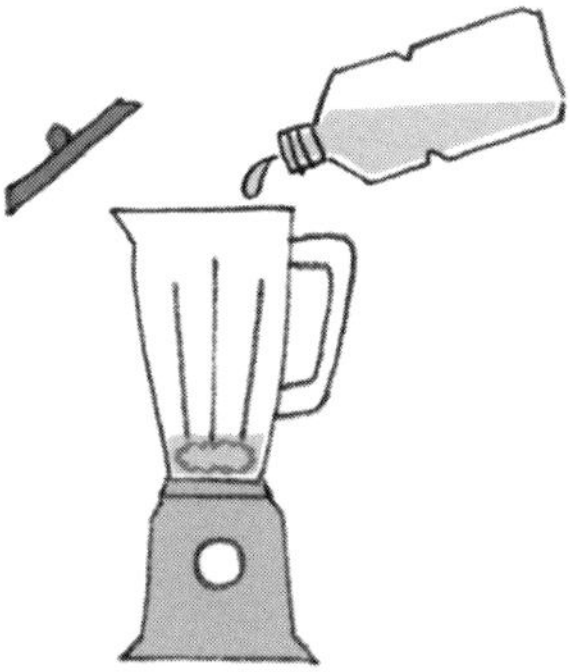

2

発芽玄米が浸る程度に水を注ぐ。残りの水はとっておく。

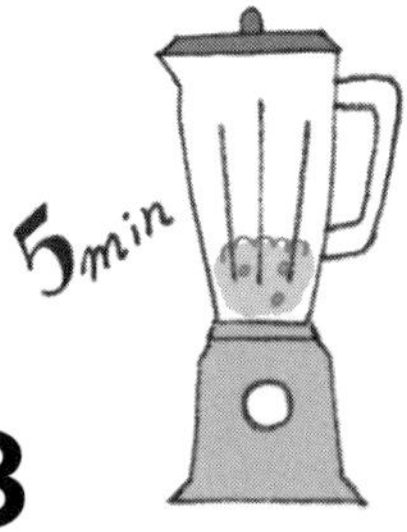

3

ミキサーを回し、発芽玄米を粉砕する（目安は５分程度）。ミキサーの機種によっては何回かに分けて行なうとよい。

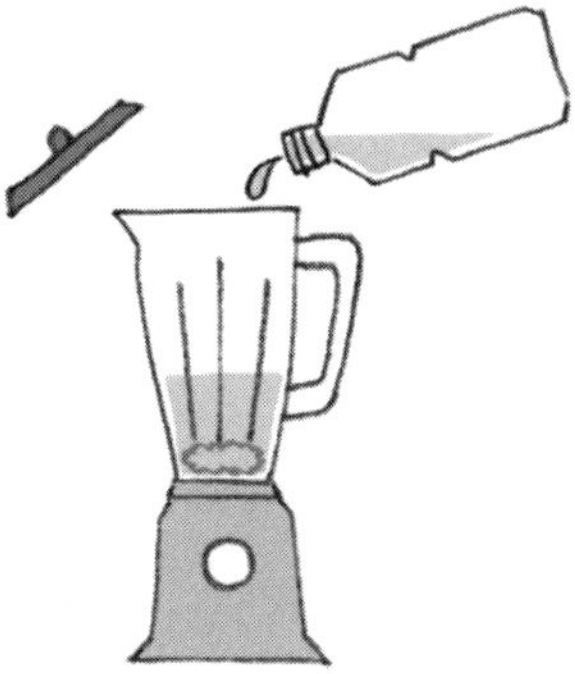

4

残りの水をすべてミキサーに入れる。

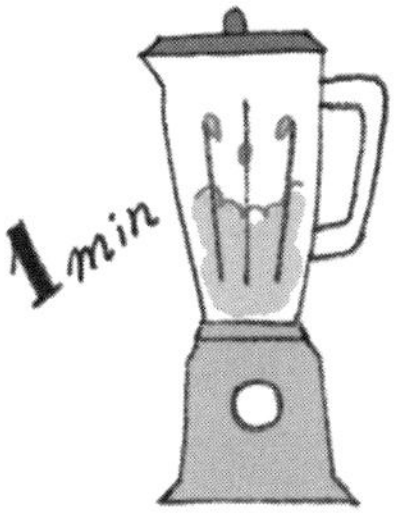

5

玄米が均一に白濁するまでミキサーを回してできあがり（目安は1分程度）。

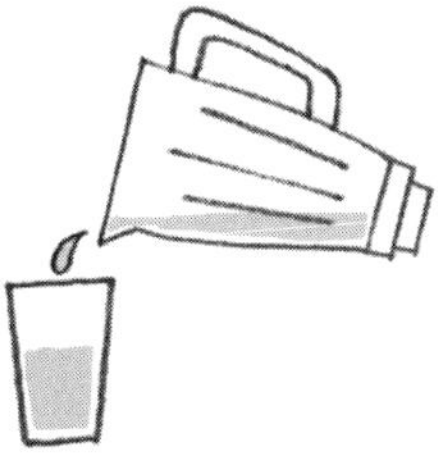

6

グラスなどの容器に注ぐ。

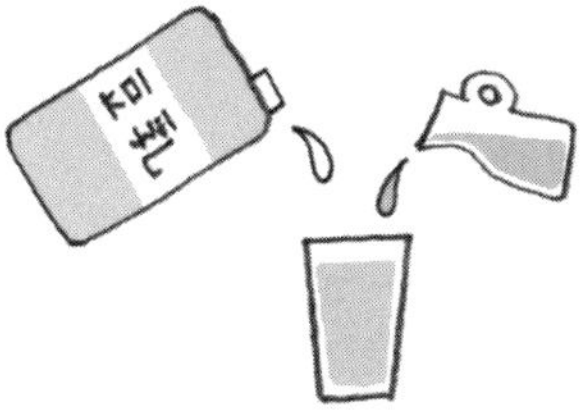

7

好みで豆乳やシロップなどを加えてもよい。

記録をつけて自分を観察

◆体重・血圧・握力・体温・排便回数を確認しましょう

生活習慣の改善には、毎日の記録が役に立ちます。記録する項目は、体重・血圧・握力・体温・排便回数の5つです。血圧計や握力計が手元にない人は、体重と体温、排便回数だけでもよいでしょう。これらは常に一定ということはなく、毎日の体調や環境によって変化することがわかるはずです。

誰に見せるものでもありませんから、「ちょっと食べすぎ」とか、「おならもよく出た」など、なんでも書いておくと、あとで見返したときに、傾向をつかむひとつのヒントになるでしょう。

また、「体が軽く感じた！」「目の疲れがなくなってきた気がする」「夕方になっても目がかすまなかった」といった「よい変化」も記録しておけば、生活習慣や食習慣の改善の励みとなります。

◆目によいサプリ・漢方薬

バランスの取れた食事で、栄養状態や体内の状態は改善されるはずですが、場合によっては、市販のサプリメントや医師に処方してもらったサプリメント（ドクターズサプリメント）を併用してもよいでしょう。

また、漢方薬は体が本来持つ機能や能力をサポートしてくれるものが多いものですから、一度、漢方医に相談してみるのもおすすめです。

目によいサプリメント

柿の葉茶　ブラックジンガー
ルテイン　ゼアキサンチン
イチョウ葉エキス　β《ベータ》カロテン
亜鉛　カルシウム
マグネシウム

目によい漢方薬

◆緑内障

苓桂朮甘湯《りようけいじゆつかんとう》　五苓散《ごれいさん》
八味地黄丸《はちみじおうがん》　牛車腎気丸《ごしやじんきがん》
柴胡加竜骨牡蛎湯《さいこかりゆうこつぼれいとう》　など

◆白内障

八味地黄丸《はちみじおうがん》　牛車腎気丸《ごしやじんきがん》
六味丸《ろくみがん》　苓姜朮甘湯《りようきようじゆつかんとう》
五苓散《ごれいさん》　など

◆ドライアイ

六味丸《ろくみがん》　滋陰降火湯《じいんこうかとう》
麦門冬湯《ばくもんどうとう》　温経湯《うんけいとう》
人参養栄湯《にんじんようえいとう》　など

※詳細は医師、漢方医、薬剤師などに確認してください。

コラム

「1日断食」のススメ

1日2食の生活に慣れてきたら、次に「1日断食《だんじき》」をおすすめします。夕食のあとから、翌日の夕食までの1日間、できれば翌々日の朝食まで、何も食べずに過ごすのです。目安は35〜38時間。何も食べないことで胃腸が充分に休むことができ、腸に溜まっていた宿便が排泄されて、腸内環境が良化します。

断食中でも水分はしっかりと摂りましょう。断食中のおすすめは、腹持ちがよく、排便を促す発芽玄米ジュースです（106ページ参照）。

大切なのは、断食を終えたあとの回復食です。せっかくきれいにした腸に、また悪いものを入れてはもったいない。回復食としていちばんよいのは、昆布出汁のすまし汁です。

「1日断食」をするのは1週間に一度、または10日に一度程度の割合がよいでしょう。体の動きが軽快になって免疫力が向上し、目にもよい効果が得られると思います。

PART 5

今日から実践！
目によい「体と心の習慣」

目によい「睡眠習慣」

◆健康のための食事・運動・睡眠・心

健康的な生活習慣とは、食事と睡眠、運動、そして、心のバランスがうまく取れていることです。中でも睡眠は、体内環境の改善のために、今すぐできることであり、効果も高いものです。

私たち人間を構成する37兆個の細胞のうち、3500億〜1兆個が、睡眠中に新しい細胞に生まれ変わっており、同時に問題のある箇所も修復されます。細胞の生まれ変わりと修復に最適なのは「22時〜翌2時の間」と言われており、この時間帯に老化を防ぐホルモンも分泌されます。老化抑制ホルモンの分泌が始まるまでには約1時間かかるとも言われていますから、21時には就寝したいものです。

細胞が修復されるのは、主に睡眠中と空腹時と言われます。体のリズムに合わせてきちんと休むことと、空腹の時間をつくることが、目や体に奏効するのです。

体のリズムに合わせて生活しましょう

先ほど「体のリズムに合わせて」と述べました。人間は自然の一部ですから、自然の流れに沿った暮らしをすることが、いちばん無理のない暮らしだと言えます。逆に、自然の流れに沿わない暮らしをすればするほど、無理が生じ、病気やケガを招き寄せます。人間の体のリズムとは、次のようなものです。

人間の体のリズム

4～12時	排泄の時間	この時間帯に排尿・排便をするのが理想です。また、食べない時間帯でもあります。
12～20時	吸収の時間	体内に栄養を入れる時間帯です。食べるのは少食が基本で、朝食をやめるだけで通常は元の7割程度になっています。1日2食の場合、朝0、昼4、夜3くらいの割合がよいでしょう。夜は20時には食べ終わっているのが理想です。
20～4時	細胞入れ替えの時間	古い細胞を整理し、新しい細胞をつくる時間。細胞の60～80％は3カ月で入れ替わります。整理した細胞は4～12時の時間帯に排出されます。

◆「口呼吸」に気をつけましょう

睡眠の質を低下させる原因のひとつに、「口呼吸」が挙げられます。

通常、呼吸は口を閉じたまま鼻で行なうものです。鼻には空気中のウイルスや細菌を取り除く機能がありますが、口にはそれがないので、口呼吸をしていると、それらが体内に取り込まれてしまいます。また、口呼吸は鼻呼吸に比べ、呼吸が浅くなります。浅い呼吸だと交感神経が優位になりがちなので、血流にもよくありません。

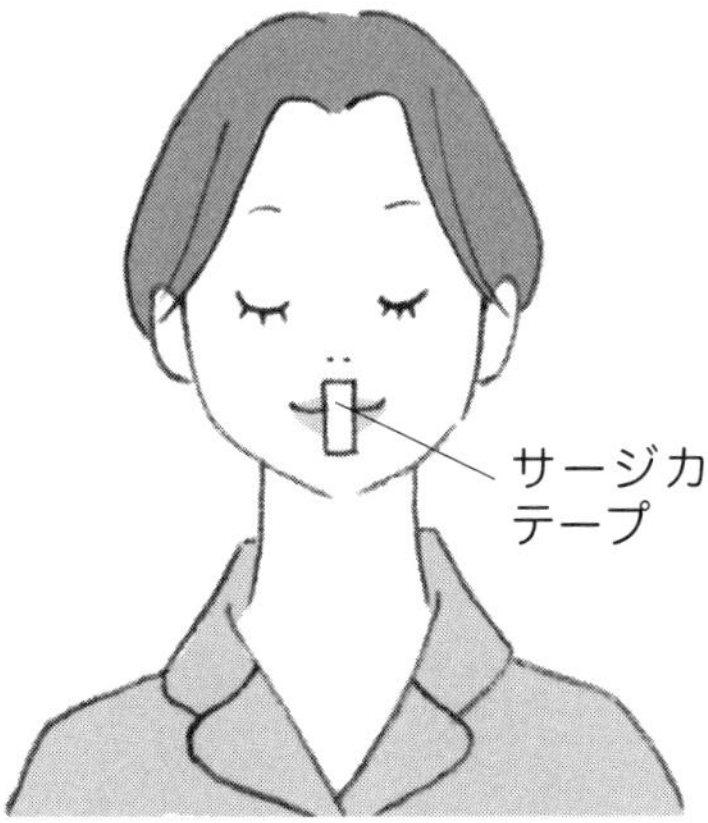

興味深い研究結果があります。北海道大学の研究チームによる睡眠時無呼吸症候群と緑内障の関係についてのレポートによると、無呼吸による酸素不足が、緑内障の発症に影響しているというのです。

朝、目覚めたとき、みなさんは口の中が乾いていませんか？　もし乾いているようなら市販の「サージカルテープ」などを利用して、鼻呼吸で眠るようにしていきましょう。

◆早く就寝するほど疲労回復も早い

体内の自然なリズムに従うと、夜21時に就寝すれば翌朝3時には目が覚めると思います。6時間ほどで細胞の修復と入れ替えは完了し、疲れも充分に取れるのです。

しかし、夜22時に就寝したとしましょう。その場合、確保すべき睡眠時間は朝5時までの7時間となります。夜23時に就寝すれば、朝7時までの8時間、さらに深夜0時に就寝すれば、朝9時までの9時間が、必要な睡眠時間となります。つまり、就寝時刻が遅くなるほど、回復のための時間がより多く必要になるのです。

体の自然なリズムに合わせて就寝したほうが、老化を防ぐホルモンの恩恵もしっかり享受することができるうえ、暗いところで無理をして目を酷使することもなくなるので、目も充分に休めることができます。そして、就寝前にできればもう一度、PART3で紹介した「眼筋さすり」をゆっくりと行ないましょう。

早寝早起きがやはり大切です。早朝に目も体もすっきりと目覚めさせることができれば、読書やウォーキングなど、朝に有効な時間の使い方ができるでしょうし、健康増進や健康寿命の延伸にも、きっと役に立つはずです。

目によい「運動習慣」

◆「1日1万3000歩」を目指しましょう

健康寿命を延ばすためには、適度な運動を習慣にしましょう。特に目の病気やトラブルを予防・改善するためにも、運動習慣は欠かせないものです。

「運動」というだけで億劫《おっくう》に感じる人も多いでしょうが、おすすめはウォーキングです。特別な道具などが不要で、誰もが簡単かつ安全に行なうことができるからです。

健康増進のためには、一般的には「1万歩」が必要と言われますが、目に関しては1万3000歩を目指してください。これは、筋力低下を防ぐために必要最低限な歩数だからです。一度に1万3000歩を歩く必要はありません。買い物や散歩、家の中の歩数も「全部まとめて」で大丈夫です。80歳以上の人は、1万歩が目標です。

少しきついとは思いますが、徐々に目標に近づいていくことで、いつの間にかあなたの目と体、そして心は、すっかり健康になっているはずです。

1日
1万3000歩

やってみましょう！目によいウォーキング

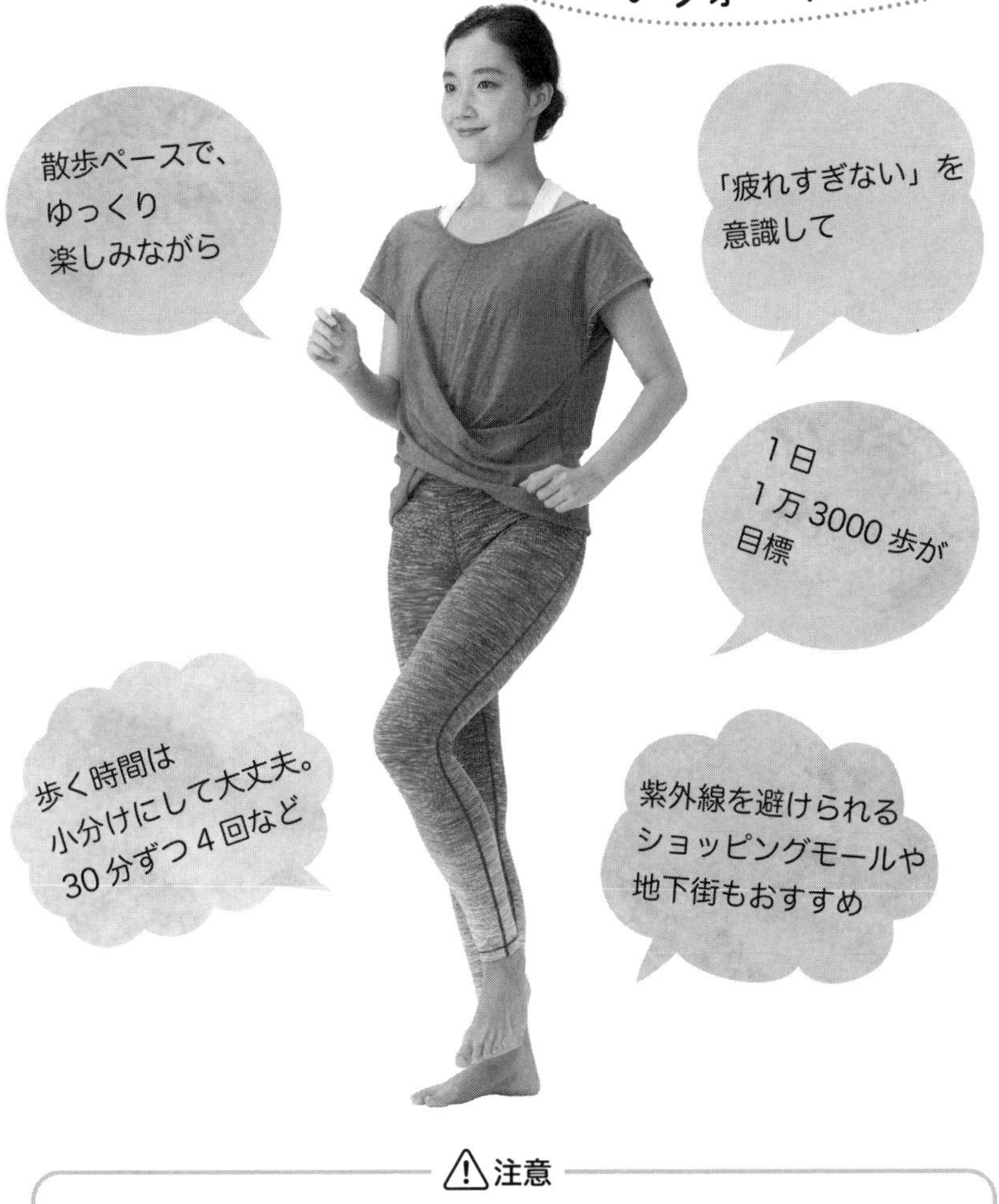
散歩ペースで、
ゆっくり
楽しみながら
「疲れすぎない」を
意識して
1日
1万3000歩が
目標
歩く時間は
小分けにして大丈夫。
30分ずつ4回など
紫外線を避けられる
ショッピングモールや
地下街もおすすめ

⚠注意

運動習慣のなかった人やひざや腰に疾病のある人は無理をせず、
体調と相談しながら行なってください。

◆歩くとなぜよいのでしょう？

本書を通して、目のトラブルの解消には、血流の促進が大切であることを説明してきました。ウォーキングは、この血流促進にとても効果的なのです。

歩くという動きは、足を交互に前に出して進むわけですが、この動きにはかなりダイナミックな血液の動きがあります。ふくらはぎの筋肉を用いて足の血液を押し上げ、全身の血液循環を促しているのです。

また、自律神経のバランスを整える効果もあります。自律神経のバランスが整うと、血圧や血流、各臓器の働きが適正になります。

ウォーキングによって血流が良化すれば、脳へ流れる血液量も増えます。PART1で説明したように、脳と目は密接につながっているので、目に対する血流もグンと増えます。さらに、気・血・水の関係から、気や水の流れもよくなります。目に酸素や栄養素を届けている房水《ぼうすい》の働きがよくなるからです。

「よいこと尽くし」のウォーキングですが、無理は禁物です。目標達成のために疲労困憊《こんぱい》しては、逆効果です。まずは「30分の散歩」から始めてみましょう。

◆紫外線対策は入念に

　眼底の出血や白斑、むくみは、視力低下の原因となります。これらを改善できれば目のトラブルも解消できますが、対症療法ではなかなか難しいのが実情です。

出血は血管壁が破れ、血液が漏れることです。白斑は血管から漏れ出たタンパク質や脂肪分、むくみは水分が過剰に溜まっている状態です。これらはいずれも血液をサラサラにし、スムーズにすることで改善されることが考えられます。対症療法ではなく、「全体を見て手を打つ」というわけです。

　屋外を歩くときは、紫外線に気をつけましょう。紫外線は、白内障の原因となります。陽射しが強いときはツバの広い帽子やサングラス、紫外線防止メガネなどを身につけましょう。陽射しが強いときは、大型ショッピングモールなどの屋内を歩くのがおすすめです。

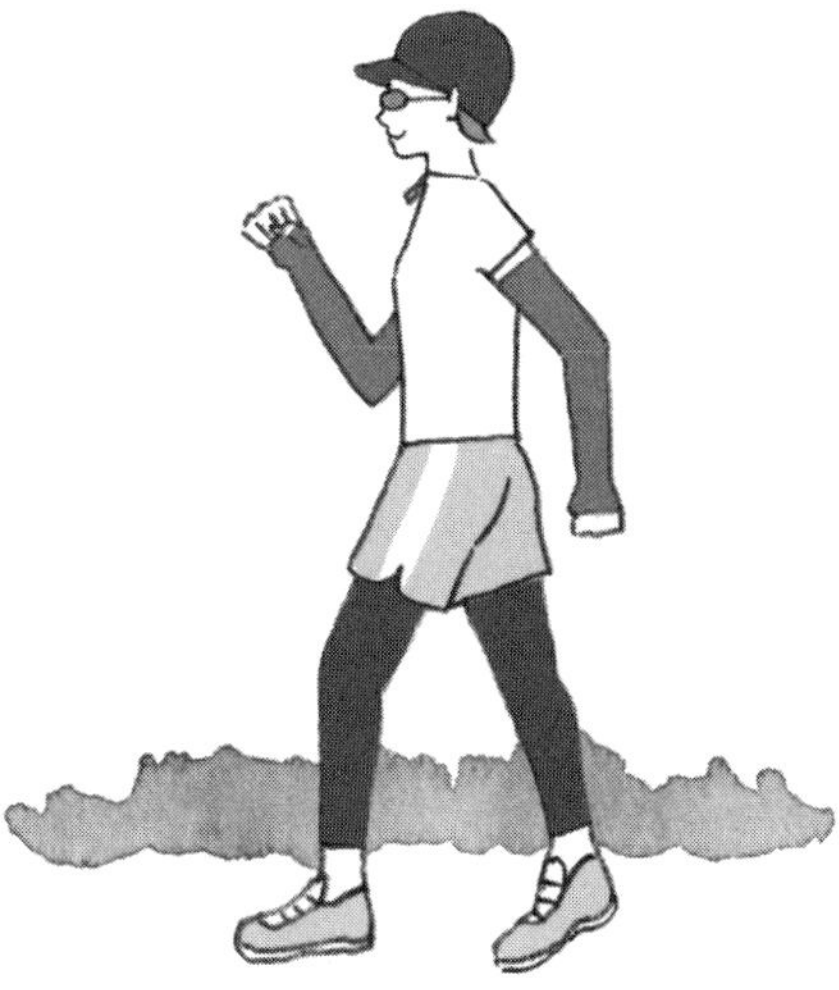

目によい「心の習慣」

◆ストレスと目のトラブルの関係

ストレスを感じているとき、目が血走ったり、目の疲れを普段よりひどく感じたりすることがあります。実は目は、ストレスに弱い器官なのです。

ストレスに関して、興味深い報告があります。アメリカで成人3万人に対して8年間かけて行なわれた調査です。それによれば、過去1年間に強いストレスを経験した人は、そうでない人に比べて約43%も死亡率が高いことがわかりました。

ただし、死亡率が高くなったのは「ストレスが健康に害を及ぼす」という考えの持ち主のみでした。過去1年の間にストレスを感じた人のうち、「ストレスと健康が無関係だ」と思っている人と、ストレスを感じなかった人のうち、「ストレスが健康に害を及ぼす」と思っている人を比べた場合、ストレスと健康の間に因果関係がないと思っている人のほうが、死亡率が低かったのです。

◆「気に病むこと」が目と体の健康に支障をきたします

現代の暮らしは、「ストレスまみれ」だと言えます。テレビやインターネット、SNSからは常にたくさんの情報が流れてきますし、毎日は異常な速さで過ぎていきます。人間関係もどんどん複雑になっています。それら、一つひとつについてクヨクヨ考える人もいれば、驚くほど楽観的な人もいます。少々乱暴なようですが、先の調査結果からも、「ものは考えよう」と言えるのではないでしょうか？

人間関係はストレスの原因の代表格ですが、他人を変えることはできません。それを「何か、気に障ることを言ったかな？」「なんであんな言い方をされなくちゃいけないんだろう？」と考えていても、結論が出ることも解決することもありません。そんなときはいっそのこと、「あの人はああいう人なんだ」と放っておけばよいのです。

夜は細胞の入れ替えの時間ですから、作業や考えごとには適していません。温かいお風呂に入って、リラックスしてさっさと寝てしまいましょう。

そうしているうちに、次第にストレスが軽減されてきます。健康的な食習慣や睡眠習慣、運動習慣が、ストレス解消にも一役買ってくれるはずです。

◆ストレスは明日に持ち越さないように

そうは言っても、「前向き思考」だけで乗り切れないこともあります。すぐには解決できない、解決の糸口すら見つけられないということもあるでしょう。

もちろん、なんらかの解決方法を見出さないと、ストレスは解消しません。だからと言って、ずっと悩んでいても事態はよくなりません。大切なのは、ストレスを明日に持ち越さないことです。

脳の本来の仕事のひとつは、手足を動かすことです。ストレスへの対処ではなく、本来の仕事を脳にさせると、脳は喜びます。運動もそのひとつです。ほかにも料理や縫いものなど、手足を使う趣味を持ち、気が滅入ったらそれらに没頭しましょう。

とにかく、「これをやっていると嫌なことも忘れられる！」というストレス対処法を持ち、ストレスを慢性的に抱えないように心がけることが大切です。

睡眠は、脳を休める行動でもあります。嫌なことがあった日ほど早く布団に入り、ぐっすりと眠ってしまいましょう。ホルモン分泌のサイクルに沿った睡眠は、細胞だけでなく、体も心も元気にしてくれます。

◆「食べ物でストレス解消」はダメ

ストレスへの対処法として、「食べ物での解消」はおすすめできません。せっかく目によい食習慣を実践していても、ストレスで暴飲暴食に走ってしまっては本末転倒です。趣味や睡眠以外の、よりよいストレス解消法を列記しますので、できそうなものは積極的に取り入れてみてください。

- ☑自然豊かな場所を訪れたり、花をめでたりする。
- ☑芸術や音楽に触れる。
- ☑幼い子どもや動物とふれあう。
- ☑普段行かないお店や場所に行ってみる。
- ☑掃除をする。

心と体は一体です。ストレスを感じているときこそ、体によいことをしてみましょう。体の状態がよくなれば、心も自然と上向きになっていくものです。

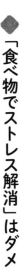

目および全身の症状と疑われる病気

	症状＼病気	白内障	急性緑内障	慢性緑内障	黄斑変性症	糖尿病網膜症	眼底出血	網膜剥離	中心性網膜炎	飛蚊症	ドライアイ	アレルギー性結膜炎	逆さまつ毛	霰粒腫	麦粒腫（ものもらい）	結膜下出血	流行性結膜炎	急性結膜炎	ぶどう膜炎・虹彩炎
目の症状	ぼやける　かすむ	○	○		○	○	○		○										○
	視野が暗い　狭い			○				○											
	見ようとするところが見づらい				○	○			○										
	ものがゆがんで見える				○	○			○										
	黒い点や線が見える							○		○									
	目が赤い		○													○	○	○	○
	まぶしい	○									○		○						○
	目が痛い		○												○				
	目が疲れる	○		○							○								
	まぶたが腫れる													○	○				
	目が乾く										○								
	かゆい											○							
	ゴロゴロする										○		○						
	目やにが出る										△	△	△				◎	○	
	けがをした							○											
全身の症状	頭　痛		○																
	吐き気		○																
	糖尿病がある	○				○	○	○											
	アレルギーがある	○										○							
	ステロイドを使用している	○	○	○															
	血液凝固阻止剤を服用中						○									○			
	ストレスが強い			○					○							○			

◎：疑いが大きい　○：疑いがある　△：疑いが小さい

アムスラーチャート

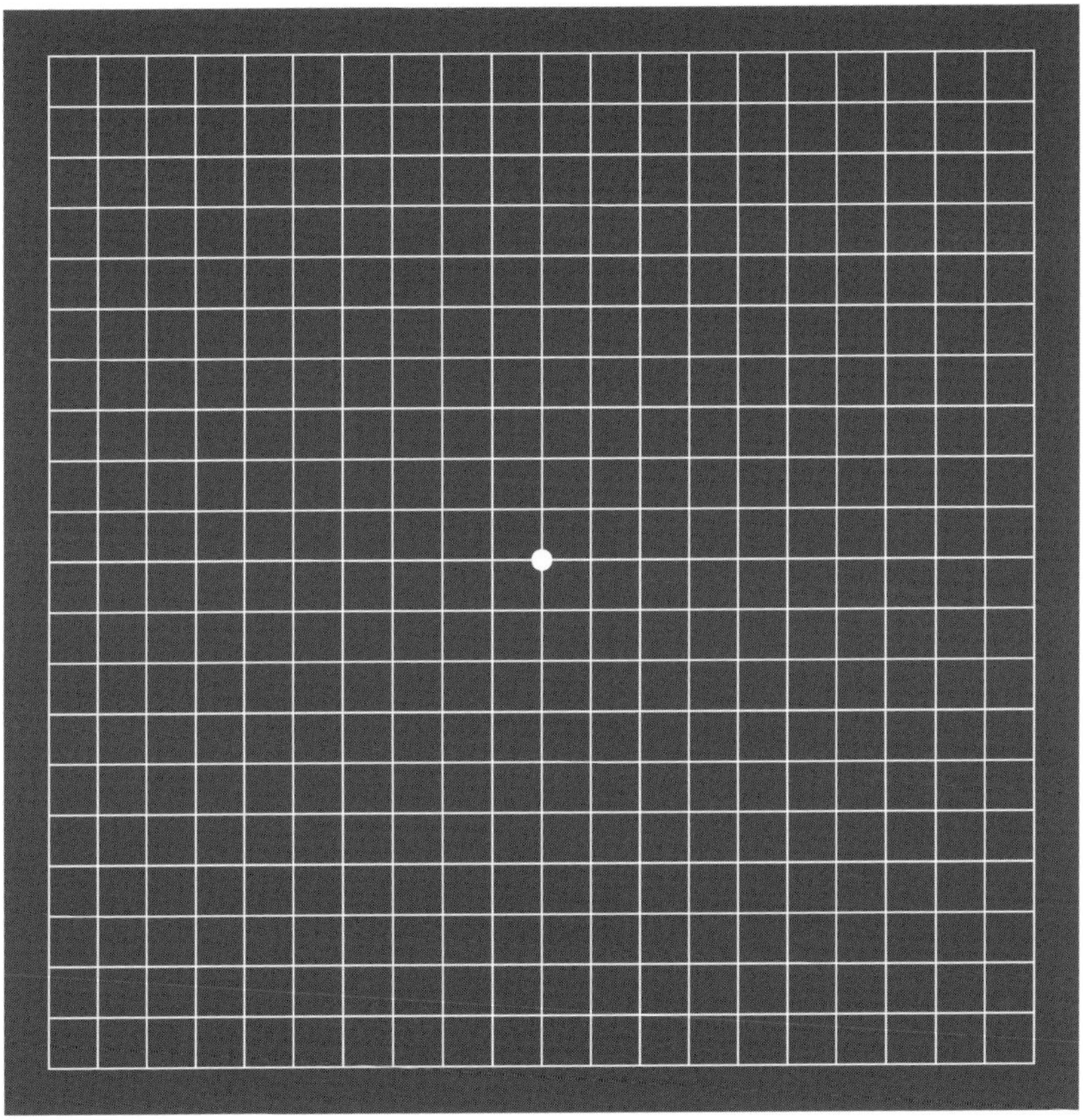

黄斑部に異常があると、ものがゆがんで見えます。
20〜30センチほど離して、片目で中央の点を凝視し、線が真っすぐに見えれば正常、曲がったりゆがんだりして見えれば、黄斑部の異常が疑われますので、すみやかに眼科で受診してください。

おわりに

本書を手に取ってくださったあなたは、おそらく、目に何らかのトラブルを抱えているのだと思います。いかがですか？「眼筋さすり」は習慣化できそうでしょうか？「たしかに簡単。続けてみよう」と思ってくださった人も多いのではないかと想像しています。ぜひ、毎日続けてください。

一方で、「1万3000歩ウォーキング」や「1日2食」については、いかがでしょう？「これは大変」と恐れおののいてしまった人も多いのではないでしょうか？

確かにそうですよね。今日からしっかりやらなければいけないとしたら、少し大変だと思うかもしれません。

でも、急ぐ必要はありません。今日から半年後に「1万3000歩ウォーキング」を、1年後に「1日2食」を達成しよう、という感じで目標を設定して、のんびりじっくり、目標に向かってがんばってみましょう。

体は皆さん自身の財産です。この世に生を受けた日から、ずっと一緒にやってきた相棒です。

大切な人を喜ばせると自分もうれしくなるように、体によいことをするのは、きっと気分がよいものです。「1万歩でも無理」「おなかが空《す》くのはイヤだな……」と否定的に考えるのではなく、「できる範囲で、やれることからやってみようかな」と、少しでも前向きに考えてみてください。

心と体は一体です。心がなんだか重いときは、体が軽くなるようなことをしましょう。そうすれば、心も一緒に軽くなります。体がつらいときは、心だけでも軽やかにしましょう。体もそれにつられて、軽やかに動き出します。

皆さんの目が、そして体と心が、今より少しでも健やかになることを、心から願っています。

内田輝和

【著者紹介】
内田輝和（うちだ・てるかず）
鍼メディカルうちだ院長。関西鍼灸柔整専門学校卒業。運動器疾患の治療をはじめ、近年急増している老眼、近視、緑内障、白内障などの眼病で訪れる患者の治療にあたり成果を挙げている。オリンピック選手や女子バレーボール選手など、アスリートからの信頼も厚い。テレビや雑誌などのメディアでも活躍。
著書に『坐骨神経痛を自分で治す！』『「1分下半身筋トレ」でやせる、不調が消える』『10秒顔さすりで老眼、近視、緑内障はよくなる』（以上、主婦の友社）などがある。

【監修者紹介】
山口康三（やまぐち・こうぞう）
回生眼科院長。1981年、自治医科大学医学部卒業。横浜市立市民病院、神奈川県立厚木病院、神奈川県立藤野診療所勤務を経て、1991年、栃木県下野市に回生眼科を開業。食事や運動、睡眠などを総合的に対処する「目の綜合医学」を考案・確立。西洋医学と東洋医学の接点を求め、真の健康体を目指した食事療法中心の綜合医学の診療にあたっている。日本眼科学会認定眼科専門医、日本東洋医学会認定漢方専門医、日本綜合医学会副会長、血液循環療法協会顧問。
著書・監修書に『ほんとうは治る防げる目の病気』（一般社団法人農山漁村文化協会）、『緑内障・黄斑変性症・糖尿病網膜症を自分で治す方法』（現代書林）、『10秒顔さすりで老眼、近視、緑内障はよくなる』（主婦の友社）など多数がある。

老眼・近視・緑内障・白内障 10秒の「眼筋さすり」で目はよくなる！

2021年3月11日　第1版第1刷発行
2024年12月10日　第1版第13刷発行

著　者　内田輝和
監修者　山口康三
発行者　村上雅基
発行所　株式会社PHP研究所
京都本部　〒601-8411　京都市南区西九条北ノ内町11
〔内容のお問い合わせは〕暮らしデザイン出版部 ☎ 075-681-8732
〔購入のお問い合わせは〕普及グループ ☎ 075-681-8818
印刷所　株式会社光邦
製本所　東京美術紙工協業組合

ISBN978-4-569-84908-9